Hormonas, glándulas y enfermedades endocrinas

Su Historia

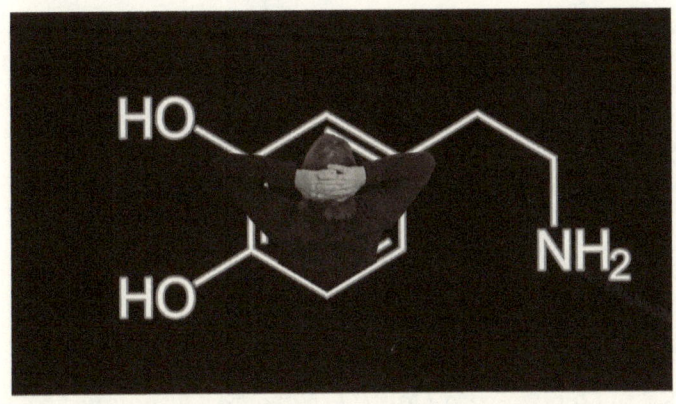

Dr. Mario Vega Carbó
Endocrinólogo

Primera Edición, 2020

A mis inspiradores predecesores en la endocrinología:

El doctor Tomas Romay Chacón

El profesor Oscar Mateo de Acosta Fernández

El profesor Ricardo Güell González

El profesor Antonio Márquez Guillén

La profesora Daysi A. Navarro Despaigne

Contenido

Endocrinología
Pasado, presente y futuro

Introducción

La endocrinología es la especialidad médica que se ocupa del estudio, diagnóstico y tratamiento de las patologías que afectan las glándulas de secreción interna y de las hormonas que son producidas por estos órganos.

Aunque la semiología, es decir, descripción de los signos y síntomas de estas enfermedades solo aparecería ya cuando las ciencias de la medicina estaban bien establecidas y diferenciadas, si damos un vistazo a lo largo de la historia de la humanidad, podremos encontrar que la endocrinología ya se presentaba de manera *"oculta"* entre famosas obras de artistas como esculturas, o pinturas, e incluso en características físicas que eran rasgos distintivos de personajes famosos en la historia humana.

"Hormonas, glándulas y enfermedades endocrinas. Su historia", es un libro que nos invita a hacer un pequeño viaje por la historia del arte y las ciencias, para conocer, cómo los artistas, los pintores, los escultores, realizaron las primeras descripciones del fenotipo de las enfermedades endocrinas, y también, para admirar, cómo los primeros científicos y médicos elucidaron las teorías que llevarían a la explicación de la fisiopatología de estas enfermedades; cómo descubrieron la forma de tratarlas, y saber el por qué muchos de ellos plasmaron su nombre en epónimos de enfermedades hoy bien conocidas, gracias a sus trabajos iniciales.

En la primera parte de este libro se plantea como fue el estudio del hipotálamo y la glándula hipófisis, la cual podría llamarse *"glándula maestra"*, pues la mayoría de las hormonas que producen son factores reguladores de la secreción de otras glándulas del cuerpo. Unas de las primeras enfermedades en ser estudiadas fueron las relacionadas con la altura, bien sea por déficit o por exceso.

En este sentido, a lo largo de la historia, la talla alta resalta como motivo de extrañeza. En libros tan importantes como la Biblia, específicamente en el Génesis, capítulo 6, versículo 4, ya se mencionaba la existencia de gigantes en la tierra en tiempos de Noé y también de ángeles gigantes. Otro relato bíblico sobre el gigantismo es la conocida historia de Goliat y David; posiblemente Goliat el gigante tenía un adenoma hipofisiario que producía en exceso hormona de crecimiento y afectaba la visión del gigante. Años más tarde se descubriría la acromegalia.

Si damos un vistazo en el arte, las patologías de la hipófisis también pueden reconocerse en la estatura elevada que inspiraba a diferentes artistas y escritores, como por ejemplo, los famosos cíclopes de Homero en sus obras Ilíada y Odisea.

Otra enfermedad que conoceremos como se descubrió es la acondroplasia, descrita por primera vez como tal a finales del siglo XIX; aunque desde antes, ya existían muchas manifestaciones pictóricas de esta enfermedad. Esto se comprueba en la época del Barroco, con los famosos enanos de Velázquez, y Don Sebastián de Morra que se considera una de las mejores pinturas de Velázquez o el Retrato de Juan Van der Hamen y León en 1626.

La segunda parte del libro, nos presenta la evolución histórica de la glándula tiroides, las paratiroides y las adrenales. Desde la antigüedad el bocio era bien conocido; en la época precolombina existían algunas esculturas con bocio que hoy en día se conservan en el Museo Antropológico de Quito.

Así mismo, en otras civilizaciones se observa el conocimiento sobre la tiroides, por ejemplo, en el papiro de Ebers con fecha de 1.500 años antes de Cristo, se hace referencia a los tumores de cuello y a su cirugía.

También, para la época del Renacimiento, Leonardo da Vinci hizo magníficas representaciones de la glándula tiroides normales como bocios gracias a sus estudios anatómicos. De hecho, se ha especulado que la Mona Lisa pudo padecer hipotiroidismo debido a la hinchazón de las manos, el color amarillento de la piel, la ausencia de cejas, el pelo muy fino, y cuello ancho, características con las que la representó Da Vinci.

En la tercera parte, haremos un viaje por los relatos históricos sobre cómo fue descubierta la función de los órganos sexuales y las principales enfermedades que los afectan. Así pues podremos percibir como en diversas pinturas antes de que la medicina alcanzase el desarrollo que las últimas décadas, ya se hacía referencia a algunas de las enfermedades más comunes que afectan la salud sexual y sus características.

Una de ellas es el hirsutismo. El crecimiento del vello en exceso con una distribución masculina en la mujer, se aprecia en pinturas españolas como la Mujer Barbuda de José Ribera, y también Brígida del Río, La Barbuda de Peñaranda, de Juan Sánchez Cotán en el Museo del Prado, en Madrid, (1590).

Del mismo modo, algunos personajes famosos también podrían haber padecido de algunas de estas enfermedades. Tal es el caso de Frida Kalho, una gran pintora mexicana, se autorretrataba con tales características físicas que si padeciese de síndrome de ovario poliquístico. Otro caso, es el de Carlos II, el hijo heredero del segundo matrimonio de Felipe IV y de Mariana de Austria, quien era hija de una hermana suya, y por tanto era una unión con elevada consanguinidad. Carlos II fue apodado "el Hechizado" porque tenía características fenotípicas sugestivas de un síndrome de Klinefelter, con infertilidad, niveles inadecuados de testosterona, disfunción testicular, poco desarrollo genital, trastornos conductuales y aspecto eunucoide.

Finalmente, en la última parte de este libro, hacemos referencia al progreso histórico en el conocimiento de enfermedades con componente multifactorial, es decir, una mezcla de factores genéticos con desencadenantes ambientales; estas son las enfermedades que afectan al metabolismo, entre ellas, la diabetes, la obesidad y el síndrome metabólico.

La obesidad es una de las patologías que más representaciones artísticas a tenido a lo largo de la historia, así lo vemos en las obras de algunos pintores como plasman figuras obesas en Adán y Eva del artista Tiziano en 1590, y Tintoretto en su cuadro la Tentación de Adán en la Galería de la Academia de Venecia (1550-53). Otro ejemplo se encuentra en el antiguo Egipto, con las descripciones de los faraones Amenhotep III y Ramsés III.

De este modo, al viajar por las páginas de este libro, te encontraras con los relatos de los pasos iniciales que llevaron a la endocrinología a su gran desarrollo actual, reconociendo como las observaciones de artistas fueron piezas importantes para inspirar a los grandes científicos y personajes de la medicina en sus descripciones fisiopatológicas, y así escribir, estos capítulos de la historia de la endocrinología.

Dr. Mario Vega Carbó
Endocrinólogo

Parte I. Hipotálamo y glándula hipofisaria

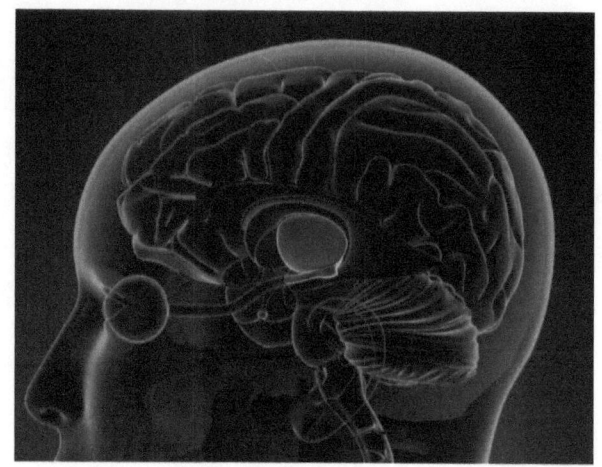

Capítulo 1. Glándula pineal

La glándula pineal, también conocida como epífisis, es una pequeña glándula ubicada en el centro del cerebro. Hoy sabemos que es la responsable de producir una hormona conocida como melatonina, la cual interviene en el ritmo circadiano o ciclo diurno/nocturno.

En la antigüedad, existían fábulas hindúes acerca de la presencia de un tercer ojo. La creencia hindú de la época afirmaba que este ojo se activaba durante la noche y servía de contenedor para el alma.

No fue sino muchos años después que se realizaron las primeras descripciones anatómicas de la glándula pineal. Estas se encuentran en los escritos de Galeno, un médico y filósofo griego, quien vivió en Roma entre el año 130 a 210 a.C. De hecho, realizó una detallada descripción de la anatomía de la glándula, la cual estuvo en vigencia hasta el siglo XVII.

Galeno, también indicó que el nombre griego de *kônarion* (o *Glándula pinealis* en latín), se debía a su semejanza con las nueces. No obstante, a pesar de su descripción anatómica, Galeno, describió su capacidad funcional como un órgano pseudoglandular del sistema linfático, cuya única función era servir de soporte al conjunto de venas cerebrales que recorren la parte posterior del diencéfalo.

Sin embargo, en la antigüedad tardía y la edad media, otros estudiosos realizaron descripciones propias sobre la glándula pineal y sus funciones. Un ejemplo de esto, es la teoría que realizó Qusta ibn Luqa (Costa ben Luca, *Constabulus*, en latín) entre el año 864 a 923 d.C. Su teoría, consistía en que había una parte del cerebro parecida a un gusano, la cual regulaba el flujo del espíritu animal entre los ventrículos.

A comienzos del renacimiento, hubo grandes avances en la anatomía de la glándula pineal, cuando Niccolò Massa en el año 1536, identificó que su contenido no se trataba de un espíritu animal, sino de líquido cerebral. También Andrés Vesalius en el año 1543, descartó todas las teorías sobre que el vermis del cerebelo, el plexo coroideo o la glándula pineal regularan el flujo del espíritu animal.

Una teoría popular fue en el año 1596 al 1650, por el filósofo francés René Descartes, quien realiza una controversial afirmación sobre la glándula pineal como "asiento del alma" o el órgano controlador psicofisiológico. Estas teorías se mantuvieron en vigencia hasta finales del Renacimiento.

Posterior a esto, no hubo grandes avances científicos sobre la glándula pineal hasta que finalmente, terminando el siglo XIX, diversos científicos comenzaron a afirmar que la glándula pineal, en realidad, es un órgano endocrino.
Una curiosa investigación, fue realizada por Julián Kitay y Mark D. Altschule, quienes durante el siglo XIX, utilizaban extracto de glándula pineal en los pacientes con esquizofrenia, encontrando resultados prometedores.

El término "tercer ojo" apareció una vez más, pero esta vez, ya no hacía referencia a las fábulas hindúes, sino a que la glándula, era considerada como un vestigio evolutivo que recordaba a los anfibios.

No fue sino hasta 1958 cuando gracias a los avances tecnológicos, se logró aislar por primera vez la melatonina. Esto se realizó en la Universidad de Yale, por Aarón B. Lerner y su equipo.

Hoy día, se conoce a la glándula pineal como transductor fotoneuroendocrino, encargado de regular el ritmo circadiano.

Capítulo 2. Melatonina

Aunque desde hace muchos siglos se tenía conocimiento de la glándula pineal, el descubrimiento de la melatonina (o N-acetil-5-metoxitriptamina), ocurrió años más tarde. Su descubrimiento fue gracias al médico dermatólogo Aarón B. Lerner, en el año 1958.

Lerner y su equipo, llevaron a cabo su investigación en la Universidad de Yale, donde lograron identificar a través de miles de glándulas pineales bovinas, una indolamina a la que llamaron "melatonina" proveniente de la palabra griega "melas" que significa negro u oscuro.

En realidad, Lerner quería identificar la sustancia pineal, responsable de aclarar la piel de las ranas, ya que en la literatura, se describía una sustancia química proveniente de la glándula pineal que podía aclarar la piel.

La motivación de Lerner, estaba enfocada en hallar una alternativa de tratamiento para el vitíligo.

La investigación, también buscó responder la pregunta de cómo se formaba la melatonina. Gracias a los hallazgos realizados por el laboratorio de Julius Axelrod, se comprobó cómo en la glándula pineal, ocurría una serie de procesos enzimáticos donde la serotonina podía convertirse en melatonina, mediante a un proceso conocido como acetilación y O-metilación.

Otro importante estímulo, fue debido al hallazgo de Wilbur Quay y su equipo, en el cual se demostró la relación de los cambios de iluminación durante el día y su efecto sobre la melatonina.

En 1969, estudios observacionales realizados por Lapin y Oxenkrug, comenzaron a plantear hipótesis acerca de que la melatonina a su vez, eleva los niveles de serotonina, por lo tanto, consideraron que la melatonina podría tener un efecto antidepresivo ideal para tratar trastornos afectivos.

Luego de esto, Anton Tay y su equipo de colaboradores, en el año 1971, realizaron un estudio para comprobar el efecto de la melatonina sobre el ánimo. Para ello, se administró melatonina a voluntarios sanos, quienes tuvieron una reacción eufórica tras la administración de la melatonina.

Lerner, una vez más decidió estudiar la melatonina para evaluar sus efectos. Esta vez, él mismo decidió tomar 100 mg diarios de melatonina. No obtuvo reacciones adversas salvo una ligera somnolencia. Fue a partir de 1980, que se realizaron los estudios más influyentes sobre la melatonina y sus efectos.

En 1981, el científico Alfred Lewy, demostró que cuando nos exponemos a la luz intensa durante la noche, se logra suprimir la producción de melatonina por nuestra glándula pineal.

A partir de la década de 1990, se llevaron a cabo importantes descubrimientos sobre la función de la melatonina identificando funciones como el bloqueo de radicales libres, influencia sobre el metabolismo del calcio, la inmunomodulación y el bloqueo del crecimiento de tumores.

Desde entonces, la melatonina es utilizada como suplemento indicado como tratamiento único o complementario para el insomnio, lesiones cerebrales postraumáticas, trastornos neurodegenerativos, entre otros.

Capítulo 3. Hipotálamo

Los antecedentes históricos del hipotálamo no están muy bien descritos. De hecho, el término "hipotálamo" fue utilizado por primera vez entre el año 1895 y 1986 por Kölliker y Edinger. Aunque muchos, le atribuyen principalmente a Wilhelm Hess en 1893 este logro, además, lo describieron como un área del sistema nervioso central con características y funciones específicas.

También hay algunos antecedentes que describen esta región varios siglos antes. Sin embargo, el enfoque de estas descripciones fueron hechas mientras se estudiaba el tálamo. Por esta razón, el hipotálamo no fue tomado en cuenta sino hasta años más tarde.

En 1878, Claude Bernard, desarrolló una teoría, en la cual señalaba que nuestro cuerpo se encontraba diariamente en distintos cambios. Posteriormente, Walter Cannon señaló al hipotálamo, como el principal órgano regulador de la homeostasis o equilibrio de estos cambios en nuestro cuerpo.

A partir de 1900, comenzó a identificarse más claramente las funciones del hipotálamo.

De hecho, hacia el año 1904, en el libro *"Textura del Sistema Nervioso del Hombre y los Vertebrados"* escrito por Santiago Ramón y Cajal, apareció lo que se considera hoy día las bases de las estructuras y conexiones del hipotálamo. Las primeras descripciones que dieron pie a otras investigaciones.

En el año 1909, Alois Kreidl y Johann Paul Karplus, demostraron que cuando se estimula el hipotálamo, comienzan a desencadenarse reacciones neuronales propias del sistema nervioso autónomo como la salivación y alteración de la frecuencia cardíaca.

Las investigaciones prosiguieron, perfeccionando y completando cada vez más los hallazgos morfofuncionales. Uno de estos avances importantes, se trató del concepto de neurosecreción hipotalámica, descrito por Wolfgang Bargmann, Ernst y Bertha Scharrer, entre 1930 y 1950, esta hipótesis describía la secreción de hormonas por las neuronas del hipotálamo. Esta teoría fue confirmada años más tarde.

Estas investigaciones, demostraron la importancia funcional del hipotálamo en la expresión de las emociones, adaptabilidad, la respuesta frente al estrés, entre otras.

Entre el año 1940 y 1960, se realizaron más investigaciones sobre las enfermedades hipotalámicas, incluso trayendo a estudio las hipótesis planteadas años atrás sobre enfermedades hipotalámicas como "obesidad hipotalámica" planteada por Mohr.

Ahora bien, en los últimos 50 años, gracias a los avances en microbiología celular y estudios moleculares, se han podido precisar con más detalle los mecanismos fisiológicos con los cuales el hipotálamo cumple sus funciones.

Hoy sabemos que sin el hipotálamo, el equilibrio interno de nuestro cuerpo no pudiera llevarse a cabo y tendríamos una respuesta deficiente a los estímulos del medio ambiente.

Capítulo 4. Hormonas Hipotalámicas

La primera vez que utilizó el término "hormona" fue en el año 1905 debido al científico E.H. Starling, la cual proviene de una palabra griega que significa "yo excito". Es precisamente esta su función, regular o desencadenar reacciones en otros órganos distintos al órgano que produce la hormona.

La historia de las hormonas hipotalámicas, inicia cuando Geoffrey Harris (considerado el padre de la neuroendocrinología), demuestra en el año 1947que existe una conexión vascular entre la parte delantera de la glándula pituitaria y el hipotálamo.

El sistema vascular portal que Harris describió, abarcaba un recorrido desde el hipotálamo hasta la hipófisis. Esta comunicación, permitía estimular desde el hipotálamo la secreción de las hormonas almacenadas en la hipófisis.

En su investigación, Harris también demuestra que esta comunicación vascular, sirve de canal para enviar información hormonal proveniente del hipotálamo hasta la pituitaria. Es decir, un mecanismo capaz de producir reacciones neuronales a través de una hormona mensajera.

Para ese entonces, se conocía con precisión la existencia de sustancias químicas provenientes del hipotálamo. Diversos estudios habían demostrado que lesionar el hipotálamo ocasionaba un mal funcionamiento no solo en la hipófisis, sino en otras partes del cuerpo.

Aunque no se conocía qué era lo que ocurría con exactitud, a estas sustancias químicas desconocidas hasta entonces, se les llamó "factores liberadores" o "factores inhibidores". No había la tecnología necesaria para identificar a cada una de estas hormonas hipotálamicas.

Sin embargo, gracias a los avances científicos realizados por el Dr. Solomón Berson y la Dra. Rosalyn Yalow, quienes en el año 1950 desarrollaron el radio-inmunoensayo, técnica con la cual era posible detectar hormonas en concentraciones mínimas (nanogramos o picogramos).

Este nuevo avance, ayudó tanto a la investigación de las hormonas hipotalámicas, que para el año 1969, ya fue posible detectar la primera hormona hipotalámica. Este hallazgo fue logrado gracias a los doctores Roger Guillemin, Andrew Schally y su equipo.

La primera hormona hipotalámica identificada y que actuaba sobre la adenohipófisis (o glándula pituitaria anterior), fue la hormona liberadora de tirotropina, mejor conocida como TRH. Para ello, necesitaron miles de hipotálamos de ovejas y cerdos.

Algunos años más tarde, en 1971, también lograron aislar la hormona hipotalámica conocida como hormona liberadora de la hormona luteinizante o LHRH.

Alrededor de 1975, el mismo equipo identificó, otra hormona conocida como hormona inhibidora de la hormona de crecimiento. A esta se le otorgó el nombre de somatostatina.

Las investigaciones de los doctores Guillemin y Schally, causaron tal impacto, que los hizo acreedores del Premio Nobel de Medicina en el año 1977.

Capítulo 5. Síndromes Hipotalámicos

Los síndromes hipotalámicos, se refieren al conjunto de signos y síntomas con manifestaciones neurológicas, metabólicas y endocrinas. En realidad, pueden ser causadas por una amplia variedad de causas que afectan directamente al hipotálamo.

Las causas de este tipo de manifestaciones clínicas, son tan diversas pueden incluso llegar a ser causadas por un traumatismo en la cabeza, tumores, trastornos alimenticios y hasta trastornos genéticos. Sin embargo, desde hace muchos años ya existía noción de la importancia del hipotálamo y cómo puede afectar a todo nuestro cuerpo.

Un claro ejemplo de esto, es el síndrome conocido como "obesidad hipotalámica" planteada por el científico Mohr. Se trata de una alteración en el hipotálamo que ocasiona que el cuerpo no pueda llegar a saciarse luego de comer, por lo tanto predispone a la obesidad.

Aunque entonces solo fue una hipótesis, no fue sino hasta 1940 que pudo demostrarse gracias a las investigaciones de A.W. Hetherington y S.W. Ranson, realizadas en el Instituto de Neurología del Northwestern University Medical School. Con sus investigaciones en roedores, demostraron que las lesiones en el hipotálamo alteran la relación saciedad-hambre y cuya consecuencia era la obesidad nerviosa.

Más tarde en 1950, GC. Kennedy, en el Departamento de Medicina experimental de la Universidad de Cambridge, también comenzó su propia investigación en roedores. Pasó alrededor de 20 años estudiando la función del hipotálamo y cómo la lesión hipotalámica afectaba la fisiología del roedor. De hecho, sus hallazgos mostraron que no solo el hambre se alteraba, sino también el sueño, desarrollo pondo-estatural y la reproducción.

Estos estudios, sin lugar a dudas, dieron la antesala para la investigación profunda de los síndromes hipotalámicos, la cual se vio beneficiada por el aislamiento de las hormonas hipotalámicas a partir de 1969 por Andrew Schally y Roger Guillemin.

Ahora bien, uno de los síndromes hipotalámicos más antiguos, es el síndrome de Kallmannn, descrito en una publicación científica por primera vez en el año 1944 por el médico Franz Josef Kallmannn. Sin embargo, la primera vez que se describió este síndrome fue en el año 1856 por el médico Aureliano Maestre de San Juan.

Este síndrome, se caracteriza por un desarrollo incompleto del aparato reproductor, alteraciones olfatorias, entre otros. Su causa, se debe a una alteración genética que ocasiona que el hipotálamo no produzca adecuadamente la hormona liberadora de gonadotropina.

Otro síndrome hipotalámico conocido desde entonces, fue el síndrome Prader-Willi, descrito por primera vez en 1959 por los pediatras Andrea Prader, Heinrich Willi y el internista Alexis Labhart, por lo que también recibe el nombre de "Síndrome de Prader-Labhart-Willi".

Por supuesto, en ese entonces, solo describieron las manifestaciones clínicas como rasgos faciales específicos, retardo mental, retardo de crecimiento, obesidad, genitales pequeños, entre otros. Sin embargo, no precisaron la causa. De hecho, ni sospechaban que el síndrome tenía una causa genética.

No fue sino hasta el año 1981, cuando Ledbetter y su equipo identificaron la alteración en el cromosoma 15, la cual ocasionaba la insuficiencia hipotalámica.

Asimismo, muchas otras investigaciones sobre síndromes hipotalámicos se llevaron a cabo, gracias a estas investigaciones. Ellas sirvieron de fundamento para forjar nuevas teorías y demostrar la importancia del hipotálamo y cómo su alteración influye en nuestras funciones orgánicas.

Capítulo 6. Neurohipófisis

La neurohipófisis, es la parte posterior de la glándula pituitaria o hipófisis, mejor conocida como "la glándula maestra", nombre atribuido por la gran cantidad de funciones que controla esta pequeña glándula en forma de guisante. Al menos eso se pensó por muchos años.

Los antecedentes más antiguos sobre la hipófisis datan de las descripciones de Galeno en el año 150 a.C. Aunque en ese entonces, Galeno consideraba que la hipófisis no era más que un depósito para eliminar los desechos del "espíritu animal", incluso pensaba que este desecho, se eliminaba a través de la nariz en forma de moco.

En el año 1742 el científico Joseph Lieutaud, describió por primera vez, un sistema vascular que conecta al hipotálamo y a la hipófisis, lo que hoy se conoce como el "eje hipotálamo-hipofisiario". Esta relación, es confirmada años más tarde por una investigación realizada por Igran, Fisher y Ranson en el año 1938.

Aunque por mucho tiempo se pensó que la hipófisis era un órgano uniforme, los avances en anatomía e histología, permitieron identificar que en realidad se trata de una estructura con dos segmentos distintos, la neurohipófisis y la adenohipófisis.

El "principio fisiológicamente activo" de la neurohipófisis y el cual lo distingue de la parte delantera de la glándula, son grandes terminaciones nerviosas conocidas como cuerpos de arenque (o flechas), este nombre se dio en honor a Percy Theodore Herring, quien realizó la primera descripción de ellos en el año 1908 en la Universidad de Edimburgo, gracias a estudios al microscopio.

Sin embargo, pasó un poco más de tiempo antes de que cada segmento recibiera su nombre. Alrededor de 1930, fue otorgado el nombre a cada segmento hipofisiario.

En la neurohipófisis son almacenadas y posteriormente liberadas dos hormonas conocidas como oxitocina y hormona antidiurética o vasopresina, las cuales son producidas por el hipotálamo.

Sin embargo, ya en el año de 1920, el científico Krogh notó que los extractos de la neurohipofisis eran capaces de producir que los vasos sanguíneos se contrajeran. Estaban ante la presencia de la oxitocina.

Gracias a estudios en 1928, fueron estudiados extractos de la hipófisis posterior, en los cuales, pudieron identificar que en realidad se trataba de dos sustancias distintas. Estas sustancias, fueron finalmente identificadas en el año 1940.

Luego, entre el año 1950 y 1953, los médicos Turner y Du Vigneaud, aislaron a la vasopresina, la cual se dieron cuenta que podía producir disminución de la frecuencia miccional.

Durante el transcurso del siglo XX, se hizo cada vez más evidente la relación entre la neurohipófisis y la manifestación de signos y síntomas de algunas enfermedades. Por ejemplo, una enfermedad en la neurohipófisis podía presentar alteraciones en la frecuencia miccional, es decir, hacía orinar mucho más de lo habitual. Esto se conoce como diabetes insípida, la cual fue descrita por primera vez alrededor del año 1769.

Capítulo 7. Oxitocina

Los primeros indicios sobre una neurohormona capaz de actuar sobre el músculo liso del útero, surgieron en el año 1906. Esta cualidad, fue descrita por el fisiólogo Sir Henry Dale mientras se investigaba sobre extractos hipofisiarios.

El estudio de Sir Henry, consistía en obtener un extracto de la parte posterior de la hipófisis de vacas e introducirlas en gatos o perros. El resultado, mostró que tras la administración de dicha sustancia, el útero de estos animales se contraía.

Luego de este estudio, en el año 1909, el médico William Blair-Bell, también señaló, que un extracto obtenido en la hipófisis posterior, además de acelerar el parto, también era capaz de detener el sangrado luego del mismo. A este extracto, William lo llamó "infundibulina". Asimismo, se sumaron más investigaciones para descubrir los efectos del extracto de la hipófisis posterior.

Años más tarde se conocerían los principios activos de estos extractos posteriores. Fue gracias a un grupo de investigadores dirigidos por el científico Oliver Kamm de Parke-Davis and Company que logró aislarse y describirse claramente las propiedades de esta neurohormona. Este hallazgo se realizó en el año 1928.

Sin embargo, las investigaciones del equipo de Parke-Davis and Company, no terminaron aquí, este equipo además, le otorgó los nombres "oxitocina" y "vasopresina" a los extractos hipofisiarios ahora bien diferenciados.

Otro estudio realizado en 1950, ahora por el bioquímico Vincent Du Vigneaud, profundizó un poco más acerca de la composición molecular de la oxitocina. Vincent, logró identificar que esta neurohormona estaba formada por 9 aminoácidos, describiendo también su secuencia. No obstante, Vincent además llevó su investigación a un nivel más profundo, logrando crear oxitocina sintética en 1953. Para entonces, era la primera vez que se lograba sintetizar una hormona peptídica, convirtiéndose en todo un logro para la ciencia. Por supuesto, gracias a este importante avance, en 1955 Vincent ganó el Premio Nobel en química.

Podemos darle las gracias a este científico estadounidense, ya que a partir de este descubrimiento. La oxitocina sintética, es utilizada en todo el mundo la práctica obstétrica habitual para inducir el parto, acelerar las dilataciones del cuello uterino y para detener el sangrado uterino luego del parto, estimulando a su vez la salida o eyección de la leche materna. Hoy día, se conoce que además de estimular la contracción uterina, y la lactancia, la oxitocina también está involucrada en el comportamiento social, materno y sexual.

De hecho, a partir de 1980 y 1990, las investigaciones sobre la oxitocina, estaban orientadas en estudiar la relación de este neuropéptido y su influencia en el sistema nervioso central. Algunas investigaciones hechas por científicos como Bosch, Neumann y Meddle, afirman que la oxitocina puede influir en la agresión, la conformación de una pareja y hasta el trato parental.

Capítulo 8. Diabetes Insípida

Primero que nada, cabe señalar, que la palabra griega "diabetes" fue introducida por Demetrio de Apameia entre el siglo I y II a.C. Esta palabra se define como "atravesar o pasar", similar a una fuente de agua por una tubería. Es más atribuido el término a la poliuria que no es otra cosa que orinar de forma abundante.

Se dice, que la popular estatua de Bruselas de Manneken-Pisque significa "pequeño hombre que orina", refleja una clara representación de la diabetes que se describía en ese entonces.

Ahora bien, hasta ese momento, no se distinguían la diabetes miellitus de la diabetes insípida, esta distinción se hizo alrededor del año 1670, cuando el profesor de Filosofía Natural, Thomas Willis, notó que una vez que la orina diabética se evaporaba, quedaba un residuo cuyo sabor era muy dulce, casi como la miel. Esta distinción, sirvió de fundamento para que en el año 1769, el médico escocés William Cullen, hiciera la diferenciación oficial sobre los dos tipos de diabetes. Además, introdujo los adjetivos característicos "mellitus" para la orina dulce e "insípida" para la orina sin sabor de esta enfermedad.

Johann Peter Frank en 1795, amplió los conceptos que se tenían sobre la diabetes insípida, señalando que no se trataba de un problema en los riñones como se creía entonces. Sin embargo, no tenía ninguna idea de la causa ni cómo tratarlo.

Años más tarde, William Osler en 1892, afirmó que se trataba de una causa nerviosa sin precisar más información. Fue en 1912, que el científico Alfred Eric Frank, describió que la causa de la diabetes insípida estaba asociada con una alteración en la hipófisis.

Cuando llegó el año 1913, ocurrió un avance importante, el científico Farini, logró tratar por primera vez la diabetes insípida utilizando extractos de la hipófisis posterior. Sin embargo, en 1953 el científico De Lange, notó que algunos pacientes no respondían adecuadamente al extracto hipofisario posterior.

Esto dio la base para que en 1945, Forssman y Waring, desarrollaran la teoría de que en algunos casos, la diabetes insípida puede deberse a una causa en el riñón. Dos años más tarde, Williams y Henry confirmaron esta teoría.

Finalmente en el año 1954, Du Vigneaud, logra aislar e identificar la neurohormona conocida como vasopresina.

Ahora bien, ya se identificó la vasopresina, pero era necesario conocer cómo funcionaba. En 1971, cuando Sutherland, demostró el mecanismo de acción de las hormonas, en sus estudios identificó que las células tenían una estructura molecular que recibía a la hormona y desencadenaba una reacción. A esta estructura, se le llamo "receptor" En el año 1992, se logró clonar el gen AVPR2, responsable de codificar el receptor de vasopresina V2. Además, los investigadores se dieron cuenta que las personas que tenían diabetes insípida nefrogénica de origen genético, tenían una alteración en el cromosoma X.

El tratamiento no se ha modificado demasiado, hoy día comprende cambios dietéticos, administración de tiazidas y bloqueadores de la síntesis de prostaglandinas. Además, en el 2013, se cumplen 100 años de utilizar vasopresina para el tratamiento de la diabetes insípida.

Capítulo 9. Síndrome de Secreción Inadecuada de la Hormona Antidiurética (ADH)

Con el aislamiento de la vasopresina (también conocida como hormona antidiurética o ADH), en el año 1950 por Turner y luego en 1953 por Du Vigneaud, se abrió un panorama nuevo para entender la fisiología y la fisiopatología de algunas condiciones de salud.

Hasta la fecha, aunque había casos de ciertas enfermedades, no había descripciones oficiales hasta la fecha. Un claro ejemplo de esto es el síndrome de secreción inadecuada de hormona antidiurética. Esta es una enfermedad, que a diferencia de la diabetes insípida, la neurohipófisis se mantiene liberando de forma exagerada la hormona antiduirética.

Se caracteriza por tener una orina muy concentrada, mientras que en la sangre hay más líquido del habitual por lo tanto se diluyen sus elementos, como el sodio. Puede presentarse con síntomas como náuseas, vómitos, alteraciones de equilibrio, cambios de comportamiento y convulsiones.

La primera vez que fue descrita de forma oficial fue en el año 1960 gracias a las investigaciones de los médicos William B. Schwartz, Warren Bennett y su equipo de colaboradores.

Esta descripción fue basada en dos pacientes con cáncer de pulmón quienes presentaban una inexplicable pérdida del sodio a través de la orina. Esto se manifestaba en una disminución del sodio en la sangre en conjunto con una serie de síntomas clínicos.

Sin embargo, este equipo de médicos se encontraba realizando estudios observando la conducta de este síndrome desde el año 1957.

Ambos estudios fueron publicados en la revista científica *"The American Journal of Medicine"*. Una de las más influyentes revistas de actualización médica de la época. En las descripciones realizadas por Schwartz y Bennett, también desarrollaron una serie de criterios específicos para poder diagnosticar correctamente al síndrome de secreción inadecuada de hormona antidiurética. Estos criterios, fueron tan precisos y útiles, que no han sido modificados desde entonces y son los mismos utilizados hoy en día para llegar al diagnóstico de este síndrome.

Ellos trataron inicialmente a estos pacientes, administrando una pequeña cantidad de solución salina para reponer el sodio perdido. A los días siguientes cambiaron la solución salina por una solución de cloruro de sodio hipertónico. Además, comenzaron a indicarles pequeñas cantidades de un medicamento conocido como DOCA, el cual es un acetato de desoxicorticosterona, es decir, un corticoesteroide.

Hoy día, el tratamiento consiste en regular la cantidad de líquidos diarios, de hecho, se recomienda que solo debe ingerirse entre 500 y 1.000 ml al día. También se indica aumentar el consumo de proteínas y sal, siempre que se pueda. Además, se indica una serie de medicamentos conocidos como Vaptanes, los cuales son capaces de bloquear la acción de la hormona antidiurética ya que compiten con sus receptores.

Capítulo 10. Adenohipofisis

La adenohipófisis constituye la parte delantera de la glándula hipófisis, a lo que también recibe el nombre de hipófisis anterior. En general, la hipófisis es una pequeña glándula ubicada en la cabeza en una estructura ósea que le brinda protección conocida como "silla turca" la cual es parte del hueso esfenoides, ubicada en la base del cráneo.

Las primeras descripciones de esta glándula hipofisaria, también conocida como glándula pituitaria se llevaron a cabo por Galeno entre el año 120 a 160 a.C. Luego en 1543, las descripciones más popularmente utilizadas, fueron las realizadas por Andrés Vesalius, conocido hoy día como el padre de la anatomía.

Sin embargo, tanto Galeno como Vesalius, pensaban que la glándula pituitaria servía como una esponja para recoger los desechos del cerebro y expulsarlos en forma de moco a través de la nariz.

Aunque ya había sido descrita la glándula, fue Sömmering en el año 1778, quien otorgó el nombre de hipófisis. Antes de esto, se llamaba pituitaria en referencia al moco o "pituita" que describió Galeno y Vesalius. Los años siguientes, diversos científicos notaron que cuando obtenían extractos de la hipófisis posterior y los aplicaban en otro animal, los resultados eran distintos a cuando realizaban el mismo procedimiento pero con la hipófisis anterior o adenohipófisis.

Esto llamó la atención de diversos científicos. Uno de ellos fue el médico Martin Heinrich Rathke, quien dedicó sus estudios al área de la embriología. Su trabajo fue inspirado bajo la idea de una "metamorfosis hacia atrás".

Esta idea, le llevó a realizar una extensa investigación que fue publicada en el libro *"Ueber die Entstehung der Glandula pituitaria"* en el año 1828. Entre sus hallazgos principales, destacó la bolsa de Rathke, una estructura que aparece durante el desarrollo embrionario y a partir de la cual, es formada la hipófisis anterior.

Al comienzo del siglo XX, se realizaron importantes estudios donde se identificaron no solo las características microscópicas de la hipófisis, sino también las diferencias funcionales que tenían entre sí. Aunque hasta entonces, no se conocía con exactitud la causa de sus características funcionales.

A lo largo del siglo XX, surgieron más investigaciones entre las cuales, se logró aislar y purificar cada una de las hormonas de la adenohipófisis. Con esto, fue más claro el panorama funcional de la glándula. Además, se demostró su relación con el hipotálamo y las reacciones fisiopatológicas cuando la adenohipófisis era lesionada.

Un ejemplo de esto es el estudio llevado a cabo por Evelyn M. Anderson y J. B. Collip en el año 1933, quienes establecieron la relación de la hipófisis anterior y la tiroides. En ella, demostraron que tras la extirpación de la hipófisis anterior en ranas, ocurría una involución de la tiroides.

Más tarde, en el año 1940 Rioch y su equipo, proponen finalmente cambiar la nomenclatura hipofisaria. Ahora dejaría de llamarse hipófisis anterior para adoptar el nombre de "adenohipófisis".

Los años siguientes del siglo XX, fueron especiales en el avance del conocimiento de las hormonas y patologías de la adenohipófisis.

Capítulo 11. Silla Turca

En medicina, se conoce como silla turca a un segmento del hueso esfenoides. Este se encuentra en la base del cráneo y todas sus características óseas son de especial importancia en la neurología.

La silla turca, aparece por primera vez en la literatura médica en el año 1543 gracias a Andrés Vesalius, quien la describió en su libro *"De Humani Corporis Fabrica"*. Aunque Vesalius realizó ilustraciones precisas sobre esta estructura ósea, no le otorgó un nombre específico, solo la describió como una depresión en la parte superior del hueso esfenoides y la llamó "cavidad". Además, señaló que en esta depresión, se encontraba la "glándula encargada de recibir las flemas del cerebro". Hoy día sabemos, que Vesalius se refería a la glándula hipófisis.

En los años siguientes, otros libros describían esta estructura como *"saddle"* que en el griego antiguo significa "a caballo". En 1559, Realdo Colombo la llamó *"Sphenoidis sella"*. El nombre hacía referencia a su similitud con una silla.

Ahora bien, no fue sino hasta la mitad del siglo XVII que apareció por primera vez el nombre de "silla turca" utilizado por el médico Adrian Van Der Spieghel, también conocido como Adrianus Spigelius. Él fue quien realizó la primera comparación oficial de la estructura ósea con una silla de montar de estilo turco. Se realizó esta publicación en el año 1627, aunque entonces Spigelius ya tenía 2 años de haber muerto.

Es posible que se haya sido muy influenciado por la presencia del Imperio Otomano, el cual en esa época se encontraba en una posición de mucho poder. Esto llevó a muchos occidentales a viajar para conocer al imperio que se encontraba en la cúspide de influencia.

Nombres similares se escuchaban por todos lados, aunque hasta entonces no había un nombre estándar para la silla turca o silla turcica. No fue sino hasta 1895 que tuvo lugar el primer comité de nomenclatura médica estandarizada. Este comité se llamó Basle Nomina Anatómica, realizado por la Sociedad Anatómica Alemana. Allí fueron estandarizados 5000 nombres de segmentos anatómicos, entre ellos la silla turca.

Este nombre se reservó e incluso se reafirmó en la primera mitad del siglo XX, cuando en el año 1956, se realizó una nueva revisión por parte de la Basle Nomina Anatómica.

A pesar de que ya se había establecido un nombre, en distintos países todavía se utilizaba nombres diferentes para referirse a la silla turca. No fue sino en 1998, cuando el Comité Federativo de Terminología Anatómica, otorgó el nombre oficial. En esta ocasión, el término "silla turca" se reafirmó, no solo para los idiomas latinos, sino también para el inglés.

A lo largo del siglo XX, también se realizaron importantes hallazgos sobre cómo el tamaño de la silla turca puede influir en algunas patologías. Para la endocrinología no parece tener una importante influencia, aunque algunos científicos asocian que el tamaño de la silla turca puede aumentar el riesgo de sufrir enfermedad de Sheehan. Se identificó que las variaciones de tamaño, pueden ser indicadores de enfermedades genéticas.

Capítulo 12. Prolactina

La prolactina, es una hormona producida por la hipófisis. Esta hormona como función principal, estimula la producción de leche materna durante el embarazo y después del parto.

La historia de la prolactina en el ser humano, es bastante interesante. Alrededor del año 1930, se logró aislar por primera vez la prolactina en vacas, cabras y ovejas. Sin embargo, no ocurrió así con la prolactina humana. De hecho, hasta el año 1970, muchos médicos endocrinos dudaban siquiera de su existencia en el hombre. Para entonces, no se había logrado aislar adecuadamente y su función se asemejaba mucho con la hormona del crecimiento, por lo tanto, consideraban que se trataba de la misma hormona.

Ahora bien, en el año 1948, Geoffrey Harris había identificado que el hipotálamo ejercía un control neuronal en la hipófisis. Este control, estimulaba la secreción de las hormonas hipofisarias, entre ellas la prolactina.

No obstante, una investigación realizada en 1940 por Dempsey y Uotila, demostró que la prolactina seguía siendo liberada por la hipófisis aunque la comunicación con el hipotálamo haya sido cortada. Se dieron cuenta que la succión, también estimulaba la secreción de prolactina, a pesar de no haber comunicación con el hipotálamo.

Esto llamó la atención de otros investigadores como Everett y Cowie, quienes entre 1954 y 1960 realizaron estudios en ratas, demostrando que la prolactina se seguía produciendo de manera independiente.
Esto parecía ser contradictorio con respecto a los hallazgos de Harris, así que se realizaron más investigaciones y quedó

en evidencia, que el hipotálamo juega un papel fundamental en la secreción de la prolactina, pero no de la manera que se esperaba.

En el año 1963, dos estudios independientes llevados a cabo por Pasteels, Talwalker y su equipo, demostraron que en realidad el hipotálamo tiene la capacidad de bloquear la producción de la prolactina. Es decir, que regula su producción en lugar de estimularla.

Finalmente en el año 1970, se llevaron a cabo una serie de bioensayos que de manera definitiva lograron separar la hormona del crecimiento de la prolactina, demostrando que se trataba de dos hormonas distintas. Hasta este momento, el interés de la prolactina consistía en su capacidad de estimular la producción de leche materna. Sin embargo, en la segunda mitad del siglo XX, se demostró la influencia de la prolactina sobre el cáncer de mama y su efecto protector.

Kanematsu y Sawyer en el año 1973, demostraron una vez más que al cortar la comunicación entre el hipotálamo y la hipófisis, se produce un "pseudoembarazo". Es decir, el hipotálamo no puede bloquear la producción de prolactina, por lo tanto aumenta la lactancia de forma descontrolada.

No obstante, estudios realizados por Patel y Bamigboyeen el 2007, identificaron que la hiperprolactinemia (o el aumento exagerado de prolactina en sangre), causa infertilidad tanto en hombres como en mujeres.

Desde entonces y hasta la actualidad, continúan los estudios sobre la prolactina, de la cual hoy sabemos que tiene alrededor de 300 funciones metabólicas adicionales a la lactancia y la reproducción.

Capítulo 13. Acromegalia y gigantismo

En diversas culturas, se encuentran relatos mitológicos y leyendas sobre la existencia de gigantes. Aunque también se les atribuía propiedades fantásticas, hoy sabemos que en realidad no hay mucha fantasía en estos relatos.

Los hallazgos paleontológicos más antiguos encontrados hasta la fecha, tienen entre 9500 a 11500 años de antigüedad. Los huesos fueron encontrados en Nuevo México y corresponden a una persona con acromegalia.

Otro hallazgo fue hecho en Egipto y se estima que la persona vivió en Giza, alrededor del año 2425 a.C. durante la 5ta dinastía. Sin embargo, este no es el caso más antiguo de acromegalia.

Durante el año 1901, fue encontrado en la tumba de Mastaba K2, en Egipto, los restos de un gigante que vivió en la 3era dinastía alrededor del año 2700 a.C. Se sospecha que los retos pertenecen al rey Sa-Nakht, quien reinó en Egipto brevemente durante la 3era dinastía.

No cabe duda que la acromegalia ha acompañado a la humanidad durante miles de años.

Sin embargo, apartando las fábulas místicas que rodeaban a la acromegalia y el gigantismo, la primera descripción médica se hace en el año 1567 por Johannes Wier.

Durante los años siguientes, otros médicos se aventuraron a asignarles un nombre, por ejemplo, Alibert, en el año 1820 lo llamó "Géantscrofuleux".

La palabra "acromegalia" (que significa agrandamiento de extremidades), es introducida por primera vez en el año

1886, cuando Pierre Marie, realiza una descripción aún más detallada y en la cual establece características clínicas precisas. Gracias a sus descripciones, se estableció el diagnóstico clínico para acromegalia.

A finales del siglo XIX, las descripciones de Marie dieron inicio a una serie de investigaciones, las cuales consistían en la búsqueda de causas a través de la autopsia.

Las investigaciones post mortem más influyentes, fueron realizadas por Minkowski en 1887 ya que describieron una importante constante: las personas con acromegalia tenían la glándula pituitaria más grande de lo normal.

Sin embargo, pasaron algunos años hasta que Harvey Cushing en el año 1909, afirmó que existe una "hormona del crecimiento" involucrada en esta enfermedad, cuando se produce la hipersecreción de la misma por parte de la glándula pituitaria.

Aunque hasta entonces la afirmación de Harvey solo era una teoría, fue apoyada con estudios clínicos en los cuales pacientes que tenían acromegalia, se quitó la hipófisis y sus síntomas retrocedieron.

Gracias a estas observaciones, a inicios del siglo XX, se estableció como primer tratamiento para la acromegalia, cirugías a la glándula pituitaria o radioterapia.

Ya en el año 1970, se introdujeron otros métodos de tratamiento menos invasivos que servían para controlar la acromegalia. Estos consistían en administrar agonistas de dopamina, análogos de somatostatina y bloqueadores de los receptores de la hormona del crecimiento, con lo cual era posible frenar el efecto de la hipersecreción en la glándula pituitaria.

La acromegalia y el gigantismo, han ido desapareciendo debido a que hoy en día se lleva a cabo el diagnóstico y tratamiento temprano. La resonancia magnética hoy es la técnica de imagen estándar para el diagnóstico de este tipo de patologías.

También las medidas de tratamiento quirúrgico y radioterapia, se han perfeccionado los últimos años. Parece que la era de los gigantes ya ha terminado.

Capítulo 14. Síndrome de Sheehan

El síndrome de Sheehan, también conocida como "insuficiencia adenohipofisaria posparto", es un síndrome característico de aquellas mujeres que durante el parto perdieron grandes volúmenes de sangre. Esta pérdida de sangre ocasiona que no llegue suficiente cantidad de oxígeno a la glándula hipófisis anterior, mejor conocida como adenohipófisis.

Esto se traduce en la disminución de la producción de las hormonas de la adenohipófisis, lo que ocasiona los síntomas característicos de este síndrome como son: alteraciones en el ciclo menstrual, dificultad para la amamantar, fatiga, disfunción de la habilidades cognitivas, entre otros.

Este síndrome fue por primera vez informado por el científico León Konrad Glińskide Polonia en el año 1913. Este científico hizo grandes avances en las patologías que afectan a la glándula pituitaria. Konrad, junto con el patólogo Morris Simmonds, describieron el caso de una mujer quien tenía necrosis en la hipófisis anterior después del parto. En ese entonces, esta patología recibió el nombre de "Síndrome de Simmonds" Aunque también se conocía como "caquexia de Simmonds", entre otros nombres.

No obstante, en ese momento, no era exclusivo del postparto, sino que describía la atrofia en la adenohipófisis general, sin discriminar causas ni sexos.

Es en el año 1937, cuando el patólogo británico Harold Leeming Sheehan, realiza la primera descripción de esta patología excluyendo otras causas. Sheehan, describió con detalle que durante el embarazo, ocurre un aumento de tamaño en la glándula pituitaria, sin embargo, el suministro de sangre de esta glándula se ve disminuido al momento del parto. Esto hace que sea vulnerable a la trombosis o al infarto, lo que puede ocasionar necrosis o muerte celular en algunos segmentos de la hipófisis cuando se producen hemorragias severas durante el parto.

Sheehan, publicó este estudio con el nombre *"Necrosis posparto de la hipófisis anterior"* donde describe 12 casos de autopsias en mujeres que sufrieron hemorragias severas durante el parto y en los cuales se hacía evidente la necrosis de la hipófisis anterior. Gracias a sus descubrimientos, esta patología hipofisaria pasó a llamarse "Síndrome de Sheehan".

Años más tarde el Dr. Sheehan lleva a cabo otra investigación la cual fue publicada en el año 1939 y llamada *"Enfermedad de Simmonds debido a la necrosis posparto de la hipófisis anterior"*, donde establece la relación entre la atrofia adenohipofisaria y la necrosis post parto.

En esta publicación, Sheehan afirma que alrededor del 40% de las sobrevivientes a la hemorragia postparto en los días o años siguientes experimentaron hipopituitarismo severo o parcial.

La buena noticia, es que hoy día el diagnóstico del síndrome de Sheehan ya no se hace luego de morir, sino que es posible identificar la necrosis adenohipofisaria a través de pruebas de laboratorios para medir los niveles hormonales en sangre. Además, se puede llevar a cabo una resonancia magnética con la cual identificar la presencia de tumores.

El tratamiento inicialmente consiste en estimulación hipofisaria, en caso de no obtener respuestas positivas se emplea terapia de reemplazo hormonal.

Capítulo 15. Tumores y cirugía de hipófisis

Los tumores en la hipófisis son el tipo de tumor cerebral más común. Constituyen entre un 10 a 15% de todos los tumores cerebrales. No es de extrañar que las cirugías para este tipo de tumor tengan más de 100 años de historia.

Las primeras cirugías hipofisarias se realizaron en torno al año 1889, Sir Victor Horsley fue uno de los primeros en realizarla. No obstante, para esa fecha se realizaban cirugías a través del cráneo (también llamadas transcraneales), para ello, se realiza una perforación en el cráneo y se exploraba el cerebro hasta llegar a la hipófisis para extraer el tumor.

Como es de esperarse, a finales del siglo XIX y comienzos del siglo XX, dada la tecnología de la época y lo invasiva que resultaba la operación, las cifras de mortalidad eran tan elevadas, que se consideraba un procedimiento prohibido.

Así fue que el médico David Giordano, pensó una estructura quirúrgica para abordar la hipófisis a través del hueso esfenoides (o transesfenoidal) en lugar de realizarla a través del cráneo. Aunque no llevó a cabo el procedimiento, sirvió de inspiración para el médico austriaco Hermann Schloffer quien entre 1906 y 1907 realizó la primera cirugía transesfenoidal con éxito.

Este procedimiento fue perfeccionado y modificado por otros cirujanos, y ya en el año 1910 el otorrinolaringólogo vienés Oskar Hirsch, realizaría por primera vez una cirugía transesfenoidal a través del septo nasal.

Por su parte, el médico Harvey Cushing, se encontraba trabajando en un abordaje similar, pero por debajo de la mucosa nasal. Años más tarde, en 1960, Cushing decidió continuar removiendo tumores hipofisarios a través del cráneo dejando de lado la vía transesfenoidal.

Ya que Cushing, era un médico influyente de la época, otros cirujanos también optaron por abandonar el abordaje transesfenoidal hasta casi haber quedado en el olvido. Ya para esta época, la tasa de mortalidad en las operaciones transcraneales era similar al abordaje transesfenoidal.

El médico neurocirujano Gerard Guiot, revivió la práctica de las cirugías transesfenoidales para remover tumores de la hipófisis, pero esta vez, lo combinó con el fluoroscopio. En el año 1965, Guiot presenta a Jules Hardy el enfoque de cirugías transesfenoidales con fluoroscopio. Esto motivó a Hardy para perfeccionar la técnica y ahora incluir el microscopio operativo. Este procedimiento se sigue utilizando en la actualidad.

Guiot, en 1961 también tuvo la idea de utilizar el endoscopio para remover adenomas hipofisarios. Sin embargo, lo abandonó debido a la pobre visualización que este le permitía. No obstante, esta técnica volvió a implementarse en el año 1990 por el neurocirujano Janokowski.

Gracias al desarrollo de los antibióticos a y la evolución de la microinstrumentación quirúrgica moderna, el modelo de cirugía transesfenoidal es el día de hoy el método preferido para remover tumores hipofisarios y para tratar otros tipos de lesiones en la silla turca.

Capítulo 16. Aracnoidocele Selar

El aracnoidocele selar, se conoce comúnmente con el nombre de "silla turca vacía" (o STV). Este es un síndrome tiene lugar cuando las capas que recubren al cerebro conocidas como "aracnoides" se invaginan hasta el interior de la silla turca llenándola de líquido cefalorraquídeo.

El líquido cefalorraquídeo, aunque se encuentra de manera normal entre las estructuras cerebrales, no ocupa de manera habitual la silla turca, esto ocasiona que compita por el espacio natural de la hipófisis, por lo que esta adquiera un aspecto aplanado o incluso puede llegar a reducir su tamaño.

Ahora bien, éste síndrome, fue descrito por primera vez por el científico Busch W. en el año 1951. Este hallazgo se realizó a través de una autopsia que mostró que la silla turca se encontraba completamente vacía. No obstante, Busch realizó un estudio aún más cuidadoso notando que en realidad, sí se encontraba una fina y delgada tira de tejido glandular recostado sobre la pared inferior de la silla turca, esta tira correspondía a los restos hipofisarios. En las descripciones de Busch, también señaló que el lugar donde debía estar la hipófisis, era ocupado por un quiste aracnoideo de gran tamaño el cual tenía comunicación con los espacios ubicados por debajo de la aracnoides (o espacios subaracnoideos).

Poco tiempo después, Busch realizó otro estudio, en el cual consistía estudiar 788 autopsias humanas, el estudio mostró que al menos 40 de los cadáveres tenían el síndrome de "silla turca vacía", también señaló que muchos de los casos eran de mujeres.

Otra investigación realizada esta vez por el científico Kaufman en el año 1968, demostró que la forma involutiva que adquiría la hipófisis se debía al desplazamiento del espacio subaracnoideo y líquido cefalorraquídeo.

En el año 1974, Leclercq, pensando en la fisiopatología de la "silla turca vacía" propuso renombrarla bajo el término "Aracnoidocele intraselar". Leclercq, creía que de esta manera sería más fácil explicar en detalle la alteración anatómica que estaba ocurriendo. No obstante, en la literatura internacional, este nombre no ganó mucho respaldo por lo cual se siguió utilizando el nombre "silla turca vacía" hasta el día de hoy.

En la segunda mitad del siglo XX, también se realizaron importantes descubrimientos sobre la causa de este síndrome. Se llegó a clasificar en silla turca vacía primaria o secundaria, de acuerdo a su causa.

Cuando existiese el antecedente de una lesión en la hipófisis corregida a través de radioterapia, medicamentos o cirugías y se presenta el aracnoidocele selar, se atribuye un STV segundario. De no existir causa aparente, se denomina STV primario. Esta clasificación, sigue vigente hasta el día de hoy. Todavía se siguen realizando investigaciones para precisar la causa del STV primario.

Gracias al invento de la resonancia magnética que tuvo lugar alrededor del año 1970, hoy día se hace el diagnóstico a través de este método, ya que este síndrome no suele tener síntomas precisos y habitualmente la hipófisis sigue funcionando de manera normal. Este es un síndrome relativamente descubierto recientemente, aún se realizan investigaciones para conocerlo más profundamente.

Capítulo 17. Hipopituitarismo

El hipopituitarismo se trata de una enfermedad que ocasiona que la glándula hipófisis no produzca suficiente cantidad de hormonas hipofisarias. Es decir, que la hipófisis puede disminuir su función de forma parcial e incluso dejar de funcionar completamente.

Aunque la hipófisis ya había sido descrita por Galeno muchos años antes, su funcionamiento fue un misterio hasta finales del siglo XIX, que se logró identificar algunas funciones de la hipófisis. Esta es la razón, por la cual pasaron tantos años antes de identificar el hipopituitarismo. De hecho, la primera descripción se realizó a principios del siglo XX, cuando en el año 1914, el famoso médico alemán M. Simmonds, estudió el caso de una mujer de 46 años.

El caso de esta mujer, reflejaba que 11 años antes de su muerte la mujer había sufrido de una severa infección conocida como sepsis puerperal. Esto ocurrió luego de dar a luz su 5to hijo. La infección fue tan grave que estuvo semanas en cama. Después de haber superado la infección, la mujer no volvió a menstruar, envejeció de forma acelerada, tenía bajo peso y sufría de anemia. Esta condición la condujo a la muerte.

Es ahí que Simmonds, realiza cuidadosamente la autopsia y nota que todos los órganos se encontraban normales excepto la glándula pituitaria, la cual era más pequeña de lo normal y con pocos restos glandulares. Los síntomas que tuvo la mujer en vida correspondían con una función disminuida de la hipófisis y los hallazgos de Simmonds, confirmaron esto.

Por esta razón, el síndrome de hipopituitarismo recibió el nombre "síndrome de Simmonds" o "caquexia de

Simmonds" que hacía reflejaba los síntomas de esta mujer. Este nombre fue otorgado por la Sociedad Médica Alemana en el año 1939 en honor a Maurice Simmonds.

Mientras transcurría el siglo XX, también fueron identificadas más causas que desencadenaban insuficiencia hipofisaria.

Hasta el año 1950, el diagnóstico de esta enfermedad se hacía únicamente a través de las características clínicas y en algunas ocasiones se realizaban estudios de imágenes no específicos.

No fue sino hasta finales de la década de 1950, cuando el descubrimiento del radio-inmunoensayo, permitió realizar el diagnóstico con la medición de las hormonas de la hipófisis en sangre. Con esto se empezó a realizar un diagnóstico precoz.

Alrededor del año 1973, comenzaron a realizarse pruebas de estimulación hormonal y se ampliaron los estudios de imágenes. A finales de la década de 1970, se introdujo la tomografía computarizada y luego en 1980 la resonancia magnética. Ambas herramientas, se utilizan hoy día de forma habitual en la práctica médica para el diagnóstico de hipopituitarismo.

Parte II. Adrenales, Tiroides y Paratiroides

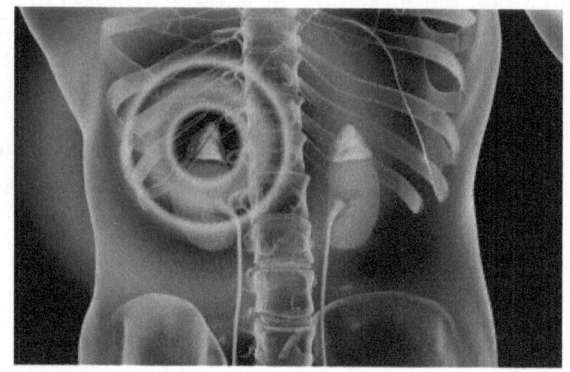

Capítulo 18. Glándulas Suprarrenales

Las primeras descripciones registradas sobre las glándulas suprarrenales, fueron hechas una vez más por Galeno, entre el año 130 a 201 a.C. No obstante, Galeno afirmó en sus descripciones que se trataba de tejido accesorio del riñón. A pesar de esta afirmación, Galeno realizó una detallada descripción respecto a la vena suprarrenal la cual conectaba con la vena renal.

Aunque agradecemos los hallazgos de Galeno, no fue sino hasta el año 1563, que el anatomista Bartolomeo Eustaquio, realizó una detallada y precisa descripción de las glándulas suprarrenales.

Más tarde, en el año 1586 Piccolomini, otorga el nombre de "glándulas suprarrenales", que no significa otra cosa sino que están por encima del riñón. Sin embargo, también menospreció su función afirmando que solo se trataban de "excrecencias renales".

Parecía que estas glándulas quedarían eternamente subestimadas, sin embargo, en el año 1656, Thomas Wharton, arroja una hipótesis muy avanzada para su época, afirmando que las glándulas suprarrenales se encargan de tomar algo en los nervios y liberarlo a la circulación sanguínea. Wharton no tenía idea que en realidad estaba dando las primeras luces de lo que hoy conocemos como la función neuroendocrina de la médula suprarrenal.

En el año 1716, la Academia de Ciencias de Burdeos, propuso un concurso que consistía en determinar cuál era la función de las glándulas suprarrenales. Sin embargo, ninguno de los participantes cubrió las expectativas del jurado, por lo cual nadie obtuvo el premio.

A lo largo del siglo XIX, otros anatomistas realizaron descripciones aún más precisas de la médula y la corteza suprarrenal. Durante este siglo se realizaron mejoras en la tecnología el microscopio, lo que permitió realizar una descripción precisa sobre la microbiología y composición celular de la glándula. Este avance, fue realizado en el año 1852 por Albert von Kölliker.

Finalmente, gracias a un estudio funcional realizado por Thomas Addison en 1849, se pudo establecer hipótesis más claras respecto a la función suprarrenal. De hecho, Addison describió características clínicas de pacientes que padecían algún tipo de lesión suprarrenal.

Esta fue la inspiración que necesitaba Charles Brown-Séquard, el cual en el año 1856 realizó una de las primeras pruebas experimentales para evaluar la función de estas glándulas. Su estudio consistía en extraer las glándulas suprarrenales de animales y evaluar su respuesta.

El resultado de este estudio demostró que las glándulas suprarrenales son esenciales para la vida.

En el año 1886, Felix Fraekel, se convierte en la primera persona en describir la presencia de un tumor suprarrenal, hoy conocido como feocromocitoma.

A finales del siglo XIX, surgieron otros hallazgos importantes sobre las glándulas suprarrenales.

En el año 1898, Robert Tigerstedt y Per Bergman descubren la renina proveniente de las glándulas suprarrenales. Este fue el primer paso para un largo camino en la comprensión de cómo nuestro cuerpo regula la presión sanguínea.

Años más tarde en 1926, el investigador Smith, demuestra la relación entre la hipófisis y las suprarrenales a través de un experimento en el cual tras la extracción de la hipófisis, las glándulas suprarrenales se atrofiaban.

Durante el siglo XX, se realizaron aún más descubrimientos sobre la función de estas glándulas y qué efectos tienen sobre la salud una vez que se encuentran lesionadas.

Capítulo 19. Hiperplasia Adrenal Congénita

La hiperplasia adrenal congénita, es un conjunto de alteraciones hereditarias que afecta a las glándulas suprarrenales. Esta alteración ocasiona que no se produzca adecuadamente las enzimas necesarias para que las glándulas suprarrenales produzcan hormonas.

Sin embargo, el cuerpo comienza a producir mayor cantidad de andrógenos que es una hormona sexual masculina. Esto se traduce en características masculinas precoces o no correspondientes al sexo.

Este trastorno, fue descrito por primera vez por el anatomista italiano Luigi De Crecchio cuando realizaba la autopsia de Giuseppe Marzo de 44 años de edad. El paciente a pesar de tener características físicas masculinas, la autopsia reveló que en realidad tenía genitales internos femeninos y no tenía testículos. Además, tenía las glándulas suprarrenales mucho más grande de lo normal, incluso de mayor tamaño que sus riñones. Aunque el tamaño de las glándulas suprarrenales era descomunal, De Crecchio, no le dio demasiada importancia.

Años más tarde, Philip Hench, propuso en el año 1938, que las glándulas suprarrenales producían una hormona fabricada por ambos sexos. Esto sirvió de fundamento para las investigaciones de Reichstein y Kendall quienes en 1930 lograron aislar los esteroides de las suprarrenales.

En 1949, ya eran bien conocidas las hormonas que producen las glándulas suprarrenales, lo que permitió entender mejor este trastorno. De hecho, para el año 1950, los investigadores logran identificar la causa de este trastorno. Se planteó que el trastorno ocasiona una alteración en la retroalimentación que estimula la producción de cortisol.

Este planteamiento, introdujo una solución bastante sencilla pero eficaz, comenzar a tratar la hiperplasia adrenal congénita con cortisona. Esta estrategia no ha cambiado mucho hasta el día de hoy.

En el año 1962 es descubierta finalmente la causa de este trastorno. Los investigadores demostraron que la enzima deficiente era la enzima 21-hidroxilasa. También se demostró que esta deficiencia es heredable a través de un rasgo genético que afecta a ambos sexos.

Señalaron que cuando dos padres portan el mismo gen alterado y le heredan una doble carga a su descendencia. Es de esta forma que se manifiesta la enfermedad.

Para el año 1965, Cooper y su equipo determinan la importancia del citocromo P450 en la formación de la enzima afectada. De forma paralela, el mismo año se logra diagnosticar por primera vez en un feto la presencia de este trastorno, al medir los niveles de hormona suprarrenal en el líquido amniótico.

El método diagnóstico siguió siendo objeto fundamental de estudio.

En el año 1977, científicos del Centro Médico Cornell, desarrollaron una estrategia para detectar la deficiencia enzimática en los recién nacidos. El método consiste en medir el nivel de la hormona 17-hidroxiprogesterona.

Ahora bien, hasta este momento no se conocía dónde se encontraba el defecto genético. Sin embargo, en el año

1978, pudo ser descubierta la ubicación exacta del defecto genético. Los investigadores determinaron que la alteración genética se encuentra en el brazo corto del sexto cromosoma.

En la actualidad, muchos países realizan a los recién nacidos pruebas diagnósticas para iniciar el tratamiento, el cual en los últimos 50 años, no ha sufrido modificaciones importantes.

Capítulo 20. Síndrome de Cushing

También llamado "hipercortisolismo", el síndrome de Cushing es un conjunto de signos y síntomas, que se manifiestan cuando nuestro cuerpo permanece expuesto durante mucho tiempo a niveles elevados de cortisol.

La primera descripción de este síndrome, se realizó en el año 1912, gracias al neurocirujano Harvey Cushing, luego de haber atendido un caso con síntomas únicos dos años antes. El caso trataba de una mujer llamada Minnie de 23 años de edad. Ella tenía una combinación de síntomas peculiar. Minnie cursaba con obesidad, ausencia de menstruación, crecimiento anormal del vello, aumento de la tensión arterial, entre otros.

En este momento, Cushing solo mencionó que los síntomas parecían deberse a un exceso de cortisol y le atribuyó el término "hipercortisolismo". Sin embargo, la causa no era clara, así que se limitó a declarar que se trataba de una alteración de muchas glándulas.

Durante los años siguientes, distintos científicos se debatían cuál era la causa de este descontrolado aumento de los niveles de cortisol en la sangre.

De hecho, existió el caso de un paciente con síntomas similares a Minnie, este fue evaluado por el doctor Julius Bauer, en el año 1931. Bauer aportó su propia teoría sobre la causa, señalando que los síntomas se debían a una producción exagerada de cortisol por parte de las glándulas suprarrenales.

De esta forma, Bauer diagnosticó que el paciente tenía un tumor en las glándulas suprarrenales, así que realizó una cirugía para eliminar dicho tumor, sin embargo, no había ningún tumor suprarrenal. El paciente de Bauer murió después de la operación.

Cualquiera pudo haber pensado que se trató de un fracaso para la ciencia. No obstante, este paciente sirvió para futuros e importantes descubrimientos.

Meses después de este caso, Cushing entra en comunicación con Bauer, y le sugiere revisar la glándula pituitaria. Todavía conservaban a este paciente para el estudio, así que esto fue posible.

Para la sorpresa de Bauer, sí había un tumor, aunque no donde pensó inicialmente. El patólogo Carl Sternberg, realizó el estudio encontrando un adenoma basófilo, un tumor benigno en la hipófisis anterior, que sirvió de inspiración para la investigación del doctor Cushing.

Este y otros estudios, llevaron a Cushing a publicar el texto *"Los adenomas basófilos de la glándula pituitaria y sus manifestaciones clínicas (basofilismo pituitario)"*, en el cual recogía toda la información relacionada con el síndrome de hipercortisolismo.

En esta publicación, Cushing afirma que la causa del hipercortisolismo se trata de un tumor en la hipófisis que estimula la producción de cortisol.

En los años siguientes, otros investigadores realizaron autopsias de rutina para evaluar la hipófisis, se dieron cuenta que entre el 50 al 60% de las personas con esta enfermedad tenían adenomas basófilos. Esto afirma la teoría de Bauer, en la que también las glándulas suprarrenales estaban involucradas.

La medida terapéutica en ese entonces, consistía en remover el tumor pituitario a través de la cirugía. Sin embargo, no se realizó este procedimiento sino en 1933.

Con los aportes de Hardy, Gidot y Thibaut, comenzó a operarse este tipo de tumores a través de la cirugía transesfenoidal.

Para el año 1950, Bauer realiza una publicación donde sugiere que este síndrome debería llevar el nombre del médico que contribuyó tanto a su investigación. Desde entonces se le conoce como "síndrome de Cushing".

En ese entonces se trataba el síndrome de Cushing con cirugía o con rayos x en la hipófisis. Hoy día, el tratamiento no es muy distinto al planteado entonces. Asimismo, el diagnóstico hoy se hace a través de exámenes y estudios de imagen.

Capítulo 21. Enfermedad de Addison

La enfermedad de Addison, es un conjunto de síntomas que ocurren cuando las glándulas suprarrenales no pueden producir la cantidad suficiente de hormonas. Puede ser causado por problemas autoinmunes, donde nuestras propias células inmunitarias atacan las glándulas suprarrenales. También puede ser causado por problemas como cáncer, y algunas infecciones.

La primera descripción de esta enfermedad, tuvo lugar en 1849 gracias al doctor inglés Thomas Addison quien ante la Sociedad Médica del Sur de Londres, describió los síntomas de un caso particular de anemia.

En esta ocasión, Addison detalló la evolución de los síntomas desde el comienzo hasta la muerte del paciente. Señaló además 3 casos con los mismos síntomas, y cuyas autopsias reflejaron que existía un daño en la corteza de las glándulas suprarrenales.

Por supuesto, para entonces no se tenía demasiada información sobre la fisiología de las glándulas suprarrenales, así que Addison no supo diferenciar si se trataba de una enfermedad aún no descubierta o una coincidencia.

Para este momento, las declaraciones de Addison, no fueron tomadas demasiado en cuenta, no fue sino hasta 6 años más tarde cuando en 1855, Addison publica su monografía en la cual describía a detalle todas las características de las enfermedades de las cápsulas suprarrenales. La monografía de Addison, también señalaba a las glándulas suprarrenales como esenciales para la vida convirtiéndose en el primero en notar su relevancia. Gracias a esta monografía, iniciaron muchísimas investigaciones, entre las cuales destaca la realizada por Alfred Vulpian, quien descubre la adrenalina un año después.

Aunque ya estaba descrita la enfermedad de Addison, todavía no existía un tratamiento efectivo.

No fue sino hasta el año 1930, cuando investigadores estadounidenses liderados por el bioquímico Edward Kendall, lograron sintetizar hormonas suprarrenales como el cortisol gracias a la extracción de cortisol bovino. También el científico Tadeus Reichstein, se encontraba en Suiza realizando un estudio similar.

Gracias a que estos investigadores fue posible identificar la estructura del cortisol y a través de procesos químicos obtener lo que hoy conocemos como cortisona o corticoesteroides. Por supuesto, para este momento, Kendall no tenía idea de la importancia terapéutica que tendría esta investigación. Solo se tenía noción de que al administrar cortisol animal en los pacientes con insuficiencia suprarrenal, era posible atenuar los síntomas.

Y bien, con la llegada de la cortisona, se inició el tratamiento efectivo contra la enfermedad de Addison. De hecho, uno de los primeros pacientes en recibir el tratamiento fue el 35° presidente de los Estados Unidos John F. Kennedy, quien sufría de la enfermedad de Addison, desde el año 1940 aproximadamente.

Hoy en día, la enfermedad de Addison sigue siendo un reto diagnóstico, aunque existen diversas pruebas y exámenes que ayudan al diagnóstico. También la supervivencia hoy a la enfermedad de Addison, es mucho más alta. El tratamiento, permanece casi sin modificaciones desde que fue sintetizada la cortisona.

Capítulo 22. Hiperaldosteronismo primario

El hiperaldosteronismo primario, también conocido como síndrome de Conn, es una enfermedad donde la cantidad de la hormona suprarrenal conocida como aldosterona, aumenta descontroladamente. Esto se refleja en síntomas y signos propios, debido a los cambios que los niveles de la aldosterona ocasionan en los órganos, por ejemplo, la elevación de la tensión arterial y el descenso del potasio en sangre.

El primero en describir este síndrome, fue el científico Jerome W. Conn, en el año 1955 en una publicación científica. Conn, realizó la descripción de las características que presentaba un paciente que tenía 7 años presentando debilidad muscular, convulsiones intermitentes y parálisis flácida, además tenía hipertensión arterial, entre otros. Desde 1954 Conn, estuvo tratando a esta paciente, a lo cual sugirió realizar una operación suprarrenal, ya que para este entonces ya se tenía conocimiento de las hormonas suprarrenales y su efecto en el organismo.

Muy acertadamente, Conn, realizó la cirugía, en donde se encontró un tumor en la glándula suprarrenal de la paciente. Este tumor además, producía grandes cantidades de aldosterona, ocasionando los síntomas. Tras la extirpación del tumor, los síntomas mejoraron. Entre los años 1955 a 1970, se perfeccionaron las técnicas diagnósticas, gracias al surgimiento de métodos para detectar la aldosterona a través de fluidos corporales.

En el año 1960, se introduce el muestreo venoso suprarrenal, como parte de las medidas para llegar al diagnóstico de hiperaldosteronismo primario.

El tratamiento mejoró, cuando también en el año 1960, un grupo de químicos desarrolló la espironolactona. Este medicamento, tiene un efecto diurético suave que bloquea la acción de la aldosterona y además, preserva el potasio evitando que se pierda a través de la orina.

Durante la década de 1970, fueron desarrolladas modernos métodos diagnóstico de imagen que ayudaron a perfeccionar el diagnóstico del hiperaldosteronismo primario, especialmente a detectar tumores suprarrenales.

Uno de esos modernos inventos, fue la tomografía computarizada, diseñada por el ingeniero británico Godfrey Hounsfield en conjunto con el físico sudafricano Allan Cormack.

No obstante, a pesar de estos inventos modernos, la detección de hiperaldosteronismo primario, se hacía principalmente a través de exámenes de fluidos corporales en los que se estudiaba los niveles de aldosterona.

Sin embargo, estas modernas técnicas, también permitieron que desde el año 1980, muchos pacientes eran estudiados adecuadamente y excluidos del grupo de personas que sufrían de hipertensión arterial para obtener un tratamiento más específico.

Hoy en día, gracias a los avances en cirugía laparoscópica, se prefiere remover los tumores adrenales como medida terapéutica. Es incluso considerada la "operación estándar de oro" para realizar la adrenalectomía unilateral.

Capítulo 23. Feocromocitoma

Un feocromocitoma, es un tumor que surge a partir del tejido de las glándulas suprarrenales. Este tumor, produce grandes cantidades de norepinefrina y epinefrina. Estas hormonas, son las encargadas de controlar el metabolismo, la frecuencia cardiaca y la presión arterial, entre otras funciones.

Dado que los síntomas de los feocromocitomas son tan inespecíficos, a menudo se recibe el nombre de "El gran enmascarado". Sin embargo, esto no detuvo al científico alemán Felix Frankel, para hacer la primera descripción de los síntomas en el año 1886. Esto lo hizo gracias a una joven paciente de 18 años llamada Minna Roll, quien tenía la sintomatología característica de palpitaciones, vértigo, dolor de cabeza, entre otros.

Lamentablemente, la joven murió súbitamente de un infarto, pero el caso ayudó a que Frankel, a describir detalladamente la evolución de la enfermedad. Además, al realizar la autopsia, fueron hallados tumores en ambas glándulas suprarrenales.

Para este momento, no se tenía demasiado conocimiento de estas glándulas, sin embargo, Frankel, realiza la primera afirmación de que existía una sustancia que secretaban las células en los tumores y que podían pasar a la sangre. Esta afirmación, es lo que introdujo a las glándulas suprarrenales como órganos endocrinos.

Una muestra del tejido tumoral encontrado, fue enviada a Max Schottelius, quien realiza las primeras descripciones histológicas del tumor.

Ahora bien, el término "feocromocitoma", no se utilizó sino hasta el año 1912, cuando el patólogo alemán Ludwig Pick, al añadirle sales de ácido crómico a las células tumorales, se da cuenta que estas adquieren un color oscuro. De hecho, la palabra feocromocitoma, viene de términos griegos que significan *phaios, croma* y *cytoma*, que significan simplemente, "tumor de color oscuro".

Hacer el diagnóstico de un feocromocitoma en esa época, era sumamente difícil y la mayoría de los casos se llegaba al diagnóstico durante la autopsia del paciente.

No fue sino hasta el año 1926, que fue extirpado por primera vez un feocromocitoma. Esta cirugía tuvo lugar en Mayo Clinic, en los Estados Unidos, por el cirujano suizo, César Roux y el norteamericano Charles Horace Mayo. Esta fue una operación exitosa.

Entre los años 2000 y 2005, surgieron nuevos avances sobre una posible causa genética. De hecho, en el 2005 un estudio realizado en la Universidad de Friburgo (Alemania), buscó los familiares de la joven Minna Roll (el primer caso de feocromocitoma reportado), se realizó un familiograma en el cual se identificó que el hermano de Minna, tuvo 3 hijos y los tres desarrollaron feocromocitoma.

Gracias a esta y otras investigaciones, se logró identificar la alteración genética que ocasiona una mayor predisposición a desarrollar un tumor suprarrenal como feocromocitoma.

Hoy día, sigue siendo un reto diagnóstico ya que aunque existe mucha tecnología, es una enfermedad poco común y pocas veces se sospecha su presencia. El tratamiento, todavía consiste en extirpación quirúrgica del tumor siempre que sea posible.

Capítulo 24. Síndrome Carcinoide

El término "síndrome carcinoide" hace referencia a los signos y síntomas ocasionados por un tumor carcinoide. Estos son de crecimiento lento y pueden aparecer en varios partes del cuerpo como los intestinos, el apéndice, bronquios y en los pulmones. Estos tumores son un tipo de cáncer derivado de tejidos neuroendocrinos.

Las primeras descripciones de este tipo de tumores, fueron realizadas por el eminente patólogo alemán Theodor Langhans, quien en 1867 es el primero en describir las características microscópicas o histológicas de este tipo de tumor.

No obstante, al no reconocer cómo se manifestaban los síntomas, muchos investigadores atribuyen que las primeras descripciones deben ser acreditadas al patólogo alemán Otto Lubarsch.

Esto se debe a que fue Lubarsch, quien realizó el primer informe oficial que recogían las descripciones de dos pacientes que tenían tumores carcinoides en el íleo. Este informe, fue realizado en el año 1888, tras realizar la autopsia de estos pacientes.

William Bramwell Ranson, fue el primer investigador quien en 1890, describe un caso en el cual relaciona al tumor carcinoide con la enfermedad metastásica.

Años más tarde en 1907, otro patólogo alemán llamado Siegfried Oberndorfer quien se encontraba realizando investigaciones en la Universidad de Munich, le otorgó el nombre de *karzinoide* cuyo significado es "tipo carcinoma". Oberndorfer, en su informe señaló inicialmente que los tumores carcinoides eran benignos, más adelante, en el año

1929, rectificó su error al señalar que en realidad, este tipo de tumores podían presentar características malignas e incluso ser metastásicos.

Hoy día podemos entender mejor el error de Oberndorfer, ya que los tumores carcinoides, debido a su crecimiento lento, pueden tardar muchos años en manifestar síntomas, y cuando se presentan, por lo general el cáncer ya es muy avanzado.

A pesar de este error, la publicación de Oberndorfer, estableció las bases de la comprensión que tenemos actualmente sobre los tumores neuroendocrinos. Sin embargo, las propiedades endocrinas que tienen los tumores carcinoides, se identificó muchos años más tarde.

Otro descubrimiento importante, tuvo lugar en el año de 1948, cuando Rapport y su equipo, logró aislar la serotonina, en este momento solo se reconoció como una sustancia que podía disminuir el diámetro de los vasos sanguíneos.

Luego, en el año 1952, se descubre que esta sustancia se encontraba fundamentalmente en las células de Kulchitsky. Esto fue importante, ya que un año después de este hallazgo, Lembeck, señaló la presencia de serotonina en un tumor carcinoide ileal. Además, demostró que es la principal hormona que ocasiona el síndrome carcinoide.

En el año 1963, Williams y Sandler propusieron la clasificación basada en el sitio de origen del tumor, desde el punto de vista embriológico. Sin embargo, en la actualidad, se utiliza una clasificación realizada por la Organización Mundial de la Salud.

Hoy día, el diagnóstico es realizado gracias a los exámenes y pruebas para detectar serotonina en la orina y en sangre. Además, se llevan a cabo estudios de imágenes como tomografía computarizada y resonancia magnética, entre otros métodos. El objetivo del tratamiento, consiste en eliminar el tumor siempre que sea posible.

Capítulo 25. Tumores Neuroendocrinos

Se conoce con este nombre a las formaciones anormales de tejidos que provienen de células neuroendocrinas, es decir, que se comportan como una hormona, pero que son estimuladas por señales enviadas a través del sistema nervioso.

Los tumores neuroendocrinos fueron descubiertos cuando en el año 1870, el fisiólogo alemán Rudolf Heidenhain, descubre por primera vez que las células neuroendocrinas son las responsables de los tumores neuroendocrinos que se forman en el tracto gastrointestinal y en el páncreas.

Poco antes de esto, en el año 1869, Paul Langerhans había descrito por primera vez las células de los islotes pancreáticos. Esto fue importante, ya que permitió a Heidenhain, hacer una apropiada distinción entre los tipos celulares.

Algunos años después, Siegfried Oberndorfer, se convierte en la primera persona en atribuirle la terminología de "carcinoide" para referirse a este tipo de tumor, cuyo significado señalaba que las células del tumor neuroendocrino se comportaban de forma similar que un carcinoma. Este término comenzó a utilizarse a partir de 1907.

A lo largo de la primera mitad del siglo XX, surgió una serie de investigaciones que dejaron en evidencia los tipos de tumores neuroendocrinos como los conocemos hoy. Uno de ellos, fue la descripción del feocromocitoma en 1912 realizada por Ludwig Pick. Aunque este tumor ya se conocía desde 1886.

Algunos años más tarde en 1924, Seale Harris, realiza la primera descripción de un trastorno que elevaba la cantidad de insulina, y demostrando que se debía a un tumor en el páncreas al que se le llamo "insulinoma".

En 1942, fue descrito por primera vez un tipo raro de tumor neuroendocrino conocido como glucagonoma, un tumor capaz de producir grandes cantidades de glucagón. Este hallazgo, fue llevado a cabo gracias a William Becker y su equipo.

Entrando en la segunda mitad del siglo XX, ocurre un nuevo descubrimiento, cuando en 1955 los científicos Robert Zollinger y Edwin Ellison, describen por primera vez un tumor capaz de producir gastrina, este tumor recibe el nombre de gastrinoma y sus síntomas característicos reciben el nombre "síndrome de Zollinger- Ellison".

Poco tiempo después, surgió la descripción de otro extraño tumor neuroendocrino conocido como Vipoma, el cual produce elevados niveles de péptido intestinal vasoactivo. Sus descubridores John Verner y Ashton Morrison, lo identificaron en células del páncreas en el año 1958.

Para el año 1977, los descubrimientos seguían llegando, esta vez, el equipo de investigadores Lars-Inge Larsson y Jens Rehfeld, y de Om Ganda, describieron lo que se conoce como los primeros hallazgos de un somatostinoma. Un tumor neuroendocrino aún más extraño.

Y cuando pensábamos que ya todo se había descubierto en materia de tumores neuroendocrinos, llega un último descubrimiento en el año 2013, cuando el bioquímico danés Jens Rehfeld y su equipo, descubren el síndrome de colecistocinoma o CCK-oma.

Hoy día, el tratamiento consiste en tratar los síntomas y eliminar el tumor a través de cirugía, radioterapia o quimioterapia siempre que esto sea posible.

Capítulo 26. Glándula Tiroides

No cabe duda que las glándulas tiroideas tienen extensos antecedentes históricos. De hecho, cientos de años antes de Cristo, ya existían referencias sobre tratamientos para el bocio. No obstante, en este capítulo nos centraremos en la glándula tiroidea propiamente y no en las patologías.

La primera descripción de esta glándula, fue realizada por Galeno alrededor del año 200 a.C. En este momento, la descripción se realizó a través de glándulas tiroideas animales. Pasaron muchos años antes que se retomaran los estudios anatómicos de esta glándula, pero valió la espera ya que las primeras ilustraciones fueron realizadas por Leonardo da Vinci en el año 1500 d.C. En ese entonces, eran conocidas como "glándulas laríngeas".

Lamentablemente, estas ilustraciones se extraviaron durante siglos, apareciendo nuevamente a finales del siglo XIX. No obstante, esto no detuvo el conocimiento de las glándulas.

En el año 1543, Andrés Vesalio publica su famosa obra *"De Humani Corporis Fabrica",* donde se encontraba la primera descripción oficial de la anatomía de la glándula. Aunque Vesalio, señalaba que solo era parte del sistema linfático y su función era lubricar la tráquea.

El famoso científico Bartolomeo Eustachio, afina la descripción dada por Vesalio. Sin embargo, las descripciones aún eran incompletas. El italiano Julius Casserius, finalmente describe el istmo de la tiroides, una parte de la glándula no descrita anteriormente.

Luego de varios años en 1656, el inglés Thomas Wharton, da el nombre de "glándula tiroidea", debido a la similitud

que esta tiene con un escudo utilizado por los guerreros griegos en la antigüedad, cuyo nombre es *"thyreos"*
.

Por varios años, la función de la tiroides era desconocida. No fue sino hasta finales del siglo XVII, que los científicos Lalouette y Von Haller, postularon que esta glándula en realidad es un órgano secretor, pero sin un canal excretor. Sin embargo, esto no proporcionó inmediatamente las respuestas que buscaban.

A lo largo del siglo XIX, nuevos hallazgos comienzan a mostrar el sentido funcional de la glándula tiroides. Un ejemplo de esto, fue el estudio realizado por Sir Astley Cooper, el cual notó que una vez que se retiraba la tiroides a los animales, estos morían, pero sobrevivían, cuando se les retiraba la tiroides de su lugar de origen y se les trasplantaba en el peritoneo.

Con el descubrimiento del yodo por parte de Bernard Courtois es que en el año 1811, se empezó a esclarecer la función de la tiroides. Esto sirvió de fundamento, para que el eminente científico Thomas Wilkinson King, quien era considerado el padre de la endocrinología, describiese en 1836, sus observaciones sobre la importancia de la glándula tiroides.

De esta manera, fueron inspirados más investigadores. En 1870, los suizos Reverdin y Kocher, como parte del tratamiento del bocio, extrajeron la tiroides completamente, se dieron cuenta que esto ocasionaba mixedema postoperatorio, pero no ocurría así, cuando extraían solo una parte de la tiroides. Un estudio independiente realizado en 1892, demostró que este mixedema postoperatorio, disminuía cuando se le administraba extracto de la glándula tiroides.

Eugen Baumann y Mangnus-Levy, en 1895 afirmaron que el yodo, era un elemento esencial en la tiroides e inician descripciones sobre una sustancia orgánica a la que llamaron "tiroidina".

Este fue el inicio para que años más tarde, en 1915, Edward Calvin Kendall lograra aislar por primera vez la tiroxina. Este hallazgo, le hizo merecedor del Premio Nobel de Medicina en el año 1950.

Capítulo 27. Bocio

La historia del bocio es muy antigua. Los primeros registros que existen de esta enfermedad, datan del año 2700 a. C. En ese entonces, no se conocía prácticamente nada sobre el bocio, sin embargo, en relatos históricos chinos, hay evidencia que esta enfermedad era tratada con esponjas de mar quemada, aproximadamente desde el año 1600 a. C.

También hay registros entre los años 1400 a 300 a. C., en textos de la India, donde se relatan los bocios, en los textos se le llamaba al bocio "galaganda". En estos escritos, figura el nombre del médico Charaka, quien indicaba que el tratamiento consistía en comer cantidades adecuadas de arroz, cebada, leche, jugo de caña de azúcar, entre otras.

Hay relatos, de un médico chino llamado Tshui Chin-thi, quien en el año 85 d. C., podía diferenciar entre los tumores tiroideos malignos y benignos, Afirmando que aquellos que eran sólidos eran malignos e incurables, mientras que los móviles eran benignos.

En el año 650 d. C., otro médico chino Sun Ssu-Mo, trató el bocio con polvo de conchas de molusco y glándulas tiroides picadas.

Ahora bien, durante muchos años, se aplicaron tratamientos muy peculiares para tratar los bocios, así que nos adelantaremos a los primeros informes oficiales que dieron pie a lo que conocemos hoy día como bocio y su tratamiento.

En el siglo VII, Paulus Aegineta, realiza la descripción de dos tipos de bocio. Además, al parecer se cree que llevó a cabo una de las primeras cirugías en la tiroides. Sin embargo, el primer relato oficial sobre las cirugías de bocio, fue realizado en el siglo X, por Albucasis, el cual extrajo la tiroides completa de un hombre, utilizando opio para la sedación.

En el siglo XII, los médicos persas Avicena y Aljurjani, describen la relación entre el cuello hinchado característico del bocio y los signos oculares como la protrusión del globo ocular. En 1811, Bernard Courtois, descubre el yodo a partir de cenizas de algas, demostrando que los textos chinos, no estaban lejos de un tratamiento efectivo. Esto fue especialmente importante, ya que este se convertiría en uno de los pilares del tratamiento del bocio.

Estos hallazgos, también dejaron en evidencia, que la deficiencia de yodo en la dieta, ocasiona bocio. Así que en el año 1833, Boussingault, sugirió la brillante idea de incluir yodo en la sal de mesa para evitar el bocio.

Años más tarde en 1850, el científico Chatin, sugirió que las deficiencias de yodo, también podían remediarse añadiendo suplementación de yodo en el agua para el consumo. Estas ideas, aunque sumamente acertadas, no fueron puestas en práctica sino casi 100 años después.

En medio de esta controversial idea de la sal y el yodo, surgió una importante descripción aportada por Robert Graves y Carl von Basedow, quienes en 1840, plantearon la tríada característica de un tipo de bocio. La triada incluía protrusión del globo ocular, palpitaciones y bocio. Hoy día, se conoce esta triada como enfermedad de Graves o Graves-Basedow.

Con el descubrimiento de la anestesia y las medidas de asepsia, a lo largo del siglo XIX, las operaciones de bocio cobraron mayor importancia.

No obstante, siendo ya conocido el yodo, David Marine, demuestra que es fundamental para la función tiroidea y lo utiliza en 1911 para tratar la enfermedad de Graves.

En 1949, se creó la levotiroxina la cual se convertiría en medicamente base para patologías tiroideas. Hoy día, el bocio es tratado con levotiroxina, cirugía y yodo radioactivo. Aunque ya no es tan frecuente.

Capítulo 28. Cáncer de la glándula tiroides

El cáncer que afecta la glándula tiroidea, es un tipo de cáncer poco frecuente y que por lo general no produce síntomas ni signos. Es por esta razón que suele ser diagnosticado de manera accidental en exámenes de rutina.

Desde hace muchos siglos, era bien conocida la presencia de tumores malignos, ahora bien, la palabra "cáncer" es introducida por primera vez por Hipócrates entre los años 460 a 370 a. C. Hipócrates, atribuyó este nombre por la palabra griega "*karkinos*", que significa cangrejo, nombre atribuido por la similitud que tenía este tipo de tumores con un cangrejo con venas estiradas hacia los lados.

Los primeros informes del cáncer de la glándula tiroidea provienen del siglo 85 a. C., cuando el médico Tshui Chinthi, afirma que era capaz de diferenciar los tumores de cuello, identificando que aquellos que eran fijos, es decir inmóviles eran incurables.

Algunos años más tarde, alrededor del año 200 d. C., el médico griego Galeno, introduce la palabra "*oncos*" que significa "hinchazón", de aquí se tomó la palabra para referirse al término moderno "oncología". Galeno conservó el uso del término dado por Hipócrates y además añadió el sufijo "oma" para describir los tumores.

Saltando algunos siglos adelante, Giovanni Morgagni en 1761, comienza a realizar autopsias de forma habitual para identificar la patología. Hoy día, esto es algo común pero en ese entonces, no era muy bien visto. Se considera que Morgagni fue quien colocó el fundamento para el estudio del cáncer y la oncología científica.

Poco tiempo después, John Hunter, afirma que el cáncer pude curarse con cirugía. Lo que fue el perfecto fundamento para Theodor Billroth, quien a mediados del siglo XIX, realizó muchas operaciones de tiroides.

No fue sino hasta 1895 que con los inventos de Wilhelm Röntgen inventor de los rayos X y el descubrimiento del radio por Marie Curie en 1898, que fue posible un diagnóstico y tratamiento efectivo para el cáncer de tiroides.

Sin embargo, pasaron algunos años para que se estableciera en la práctica médica diaria, al menos para tratar el cáncer de tiroides. Esto tuvo lugar, en el año 1948 gracias al doctor estadounidense Saul Hertz, el cual es el primero en identificar los beneficios médicos del yodo radioactivo y pionero de establecer terapias específicas contra el cáncer de tiroides.

Luego de esto, en el año 1959, J.B. Hazard, W.A. Hawk y G. Crile, logran identificar por primera vez el cáncer medular de tiroides y señalan que se trata de una patología distinta a las anteriormente conocidas.

Años más tarde en 1966, los investigadores R.F. Rohner, J.T. Prior, y J.H. Sipple, describen por primera vez casos de neoplasia endocrina múltiple tipo 2, que es un síndrome que ocasiona tumores en varias glándulas y especialmente causa carcinoma medular de tiroides.

En la actualidad, no ha cambiado demasiado el tratamiento contra el cáncer de tiroides, sin embargo, se han perfeccionado las medidas diagnósticas, pudiendo identificarlo tempranamente.

Capítulo 29. Hipotiroidismo

El hipotiroidismo, es un trastorno que se caracteriza porque la tiroides no produce la cantidad suficiente de hormonas tiroideas que el cuerpo necesita. Son parte de este trastorno el cretinismo, que es un defecto genético que ocasiona hipotiroidismo y el mixedema, que es la acumulación de líquido en los tejidos por falta de hormonas tiroideas.

También se conoce al hipotiroidismo como "tiroides hipoactiva". Los síntomas dependen de la deficiencia de tiroides que exista. Pueden presentarse síntomas como hinchazón, estreñimiento, aumento de peso, agotamiento, depresión, alteraciones menstruales, entre otros.

Algunos investigadores, sugieren que la primera vez que aparece un término que había referencia al hipotiroidismo, datan del año 1400 a. C., encontrados en registros de la India.

En ese entonces se conocía con el nombre de "Kaphaja", también se mencionaba el nombre del médico hindú Charaka, quien al parecer realizó una descripción de los síntomas y signos del hipotiroidismo tempranamente.

Sin embargo, es el médico suizo Felix Platter, quien dio las primeras descripciones detalladas del cretinismo en el año 1602, en el cual describía las características físicas de los bebés que nacían con este trastorno.

Posteriormente, en el año 1850, el cirujano Thomas Blizard Curling, realiza importantes descripciones sobre el cretinismo, además realizó autopsias en las cuales demuestra que no había rastros de la glándula tiroides.

En el mismo año, el médico suizo Theodor Kocher, es el primero en notar que tras realizar una cirugía de tiroides con remoción total de la glándula, los pacientes tenían características similares al cretinismo. El cretinismo es la deficiencia congénita de la glándula tiroides, que se manifiesta con síntomas característicos como retardo mental, entre otros. Por supuesto, esta relación con la función tiroidea todavía era desconocida, por lo tanto Kocher solo realizó la descripción sintomatológica del hipotiroidismo.

En 1857 en Suiza, B. Niepce describe el agrandamiento de la silla turca en pacientes con hipotiroidismo por cretinismo.

Muchos investigadores afirman que en realidad Wiliam Gull, quien era médico personal de la reina Victoria, fue el primero en describir el mixedema, mencionando en 1874 que se trataba del "estado cretino del adulto", haciendo referencia a su similitud con el cretinismo descrito por Platter. Aunque la descripción dada por Gull, era algo superficial y poco concisa.

Años más tarde, el neurocirujano Sir Victor Horsley, se convierte el primero en revisar la función tiroidea y demostrar su importancia en el año 1883, ya que hasta este entonces, no se conocía la función de la tiroides.

El primer tratamiento efectivo contra el hipotiroidismo, fue aportado por George Redmayne Murray en el año 1891, cuando le administra a un paciente extracto de tiroides inyectándolo debajo de la piel. Este descubrimiento fue posible gracias a los estudios realizados por Horsley.

A lo largo del siglo XX, con el descubrimiento del radio-inmunoensayo, fue posible identificar la hormona tiroidea, para luego en el año 1949, fuese sintetizada con éxito convirtiéndose en el tratamiento para el hipotiroidismo hasta nuestros días.

Capítulo 30. Tiroiditis crónica de Hashimoto

Esta enfermedad, fue descrita por primera vez en el año 1912, cuando el médico japonés Hakura Hashimoto publica una descripción detallada de los cambios histológicos que tenía el tejido tiroideo frente a una patología que no había sido descrita anteriormente. Esta publicación fue hecha en una revista alemana conocida como "Archivfür Klinische Chirurgie".

En este momento, Hashimoto decide llamar a esta enfermedad con el nombre *"strumalymphomatosa"*, enmarcando la presencia de células linfoides y la aparición de folículos linfoides con centros germinales. No obstante, no se reconoció su hallazgo sino hasta muchos años después de su muerte.

Aproximadamente en la misma época del estudio publicado por Hashimoto, en Alemania, se llevaba a cabo dos investigaciones independientes pero similares por parte de los científicos Simmonds y Heineke.

Sus resultados fueron muy parecidos a los obtenidos por Hashimoto, sin embargo, la escuela alemana señaló que estos hallazgos, incluyendo los de Hashimoto, no eran el descubrimiento de enfermedad nueva, sino una se trataba de una fase temprana de otra enfermedad previamente conocida como "tiroiditis de Riedel".

De esta forma, el *"strumalymphomatosa"* de Hashimoto, quedó ignorado y olvidado por muchos años, hasta que en 1931, el científico Allen Graham y su equipo en Cleveland, analizan un caso en el cual identifican las características que Hashimoto había reportado años antes. Además, Graham afirmó que se trataba de una entidad clínica totalmente diferente y no la fase temprana de la tiroiditis de Riedel. Esto fue el impulso suficiente para que se iniciara nueva investigación sobre esta enfermedad.

Por ejemplo, en 1956, los médicos Rose y Witebsky, hicieron experimentos en conejos, en los cuales pudieron identificar que la tiroides presentaba los cambios histológicos descritos por Hashimoto. Además, localizaron anticuerpos anti-tiroglobulina. Este descubrimiento, daba los primeros indicios de la causa de la enfermedad.

Ese mismo año, tuvo lugar otra investigación realizada por Deborah Doniach y su equipo. En esta investigación se logró purificar el mismo anticuerpo anti-tiroglobulina, sin embargo, Doniach, fue afirmó que el estruma de Hashimoto se trata de una enfermedad de tipo autoinmune en la glándula tiroides.

Doniach, realizó su publicación oficial en 1962, en la revista The Lancet, incluyendo la foto del olvidado pionero Hakura Hashimoto. A partir de este momento, fue reconocido el trabajo de Hashimoto y su popular struma, pasó a llamarse "tiroiditis de Hashimoto".

Hoy día, a pesar que sabemos que se trata de una enfermedad autoinmune, todavía no se tiene conoce con exactitud, qué es aquello que desencadena la enfermedad. Algunas teorías sugieren que se trata de una combinación de susceptibilidad genética y factores ambientales, sin embargo, aún esto no está del todo claro.

Capítulo 31. Enfermedad de Graves Basedow

La enfermedad de Graves, se define como la inflamación de la glándula tiroides por una reacción autoinmune, cuya causa aún no se precisa con exactitud.

Sus síntomas característicos incluyen protrusión del globo ocular, (conocido como exoftalmos), aumento del tamaño de la tiroides (también llamado bocio), y aumento de la función de la glándula tiroides (conocido como hipertiroidismo), el cual se manifestaba como palpitaciones.

Aunque durante muchos años atrás ya se habían observado pacientes que tenían el bocio y el exoftalmos simultáneamente.

Uno de los primeros informes de esta enfermedad, data del siglo XII, cuando el médico persa Sayyid Ismail al-Jurjani, describe los síntomas característicos de esta enfermedad en el texto *"Tesauro del Shah de Khwarazm"*. Aunque era un texto muy conocido, no pareció obtener la relevancia científica suficiente.

No fue sino hasta el año 1835 que la enfermedad de Graves, es descrita y gana el reconocimiento necesario. Esto fue gracias al médico irlandés Robert James Graves, quien publicó el primer informe oficial sobre la relación entre el bocio y el exoftalmos.

Poco tiempo después, en el continente europeo, el doctor alemán Karl Adolph von Basedow, describe el mismo grupo de síntomas de forma independiente. Esto ocurre en 1840.

No obstante, otros informes de esta enfermedad datan de los años 1802 a 1810, estos informes fueron hechos por los médicos Giuseppe Flajani y Antonio Giuseppe Testa, sin embargo, en ese entonces, la reputación del médico influía mucho en su reconocimiento, y ya que estos no eran muy afamados, se ignoró su aporte.

A pesar de las múltiples descripciones, solo se otorgaba nombres como "bocio con exoftalmos". Años más tarde en 1862, esto cambia y el científico Armand Trosseau, introduce por primera vez el nombre "Enfermedad de Graves", aunque en el continente europeo, se conoce más con el nombre de "enfermedad de Basedow", en honor al médico alemán.

En 1884, comienza a tratarse mediante la operación de tiroides. Aunque no fue sino hasta el año 1898, que von Notthalt, describe por primera vez la tirotoxicosis, señalando que el exceso de hormona tiroidea, es responsable de los síntomas.

En 1905, el médico Robert Abbe, decide tratar la enfermedad implantando radio en la tiroides afectada. Sin embargo, dos años más tarde, el médico David Marine, sugiere tratarla utilizando yodo.

La búsqueda del tratamiento ideal, no había terminado. En 1917, M. Seymour, inicia el tratamiento con rayos x. Hoy día, son utilizadas las mismas terapias de tratamiento, aunque también son utilizados medicamentos para bloquear la hormona tiroidea.

Capítulo 32. Glándulas paratiroides

A pesar de los muchos años de avance en anatomía, parece que las glándulas paratiroideas, permanecieron ocultas durante siglos.

La primera descripción de estas glándulas se llevó a cabo en un rinoceronte de la india. Este hallazgo fue realizado por el biólogo y anatomista inglés Richard Owen en el año 1852.
Pasaron algunos años más hasta que las glándulas paratiroideas, fueran identificadas en los seres humanos. Esto ocurre en cuando el año 1880, el sueco Ivar Viktor Sandstrom, describe las glándulas paratiroideas en su monografía, afirmando que estas glándulas se encontraban en animales y en los seres humanos.

Debido a que Sandstrom, era entonces un estudiante de medicina, sus hallazgos naturalmente no recibieron demasiada importancia científica en ese momento. Hoy día, Sandstrom, es considerado como el primero en identificar las glándulas y quien asignó un nombre de acuerdo a su ubicación.

Aunque la anatomía de la glándula estuvo oculta por años, el conocimiento de sus funciones fue mucho más acelerado.
En el año 1891, Eugene Gley, realizó una serie de experimentos, en los cuales pudo determinar la función de las glándulas paratiroideas. Además, dio reconocimiento al trabajo Sandstrom.

Entre otros de los hallazgos de los trabajos realizados por Gley, destaca la asociación entre la extirpación de las paratiroides y el desarrollo de tetania.

Durante la primera mitad del siglo XX, nuevos avances permitieron conocer más sobre la función de las paratiroideas.

En 1908, William MacCallum y Carl Voegtlin, señalaron que tras la extirpación de las glándulas paratiroideas, ocurre una disminución del calcio en la sangre, lo que conduce a síntomas neuromusculares de la tetania. Además, introducen el concepto de la acción paratiroidea sobre el metabolismo del calcio.

Los hallazgos sobre el efecto del calcio y las paratiroideas, se afianzaron cuando en 1915, el médico vienés Z. Schlagenhaufer, logró establecer la conexión entre algunas enfermedades de los huesos y la actividad de las paratiroideas.

Esta teoría, fue confirmada en 1925 por el vienés FelixMandl, al extirpar un adenoma paratiroideo a un paciente que sufría de osteítis fibrosa quística.

Las hormonas paratiroideas, fueron finalmente aisladas en dos estudios de forma independientes realizados por Adolph M. y James B. Collip.

Ambos estudios fueron muy similares, ya que utilizaron paratiroides de buey y las sometieron a un proceso especial. Hanson publicó sus hallazgos en 1923 como un informe durante la primera guerra mundial, mientras que Collip los publicó en 1925 en una importante revista científica.

Capítulo 33. Raquitismo

Una de las enfermedades con una larga historia de estudios, es el raquitismo, se conocía mucho antes del descubrimiento de la vitamina D.

Los primeros registros, fueron elaborados por los médicos griegos Sorano de Éfeso y Galeno de Pergamo, esto ocurrió entre los siglos I y II d. C. Ambos, realizaron observaciones notables sobre la deformación que tenían los huesos de muchos bebés en Roma, en ese tiempo. Probablemente, debido a las oscuras habitaciones en las que permanecían los niños menores de 2 años. Ellos atribuyeron que la deformidad era causada por deficiencias nutricionales y mala higiene.

En 1582, el alemán Reussner, también realiza una descripción clara sobre la enfermedad. Sin embargo, no fue sino hasta el año 1645 que esta enfermedad fue descrita oficialmente en una monografía detallada. Esta descripción, fue elaborada por el médico británico Daniel Whistler.

Poco tiempo después en 1650, el médico inglés Francis Glisson, realiza otra descripción, pero aún más profundizada. En este entonces, el raquitismo era como conocido como la "enfermedad inglesa". Durante estos años, había una clara epidemia de raquitismo en Inglaterra, lo que facilitó detallar los signos característicos y realizar una publicación completa.

Ya que se encontraban en pleno apogeo de la Revolución Industrial, surgieron muchas especulaciones, ya que no se conocía la causa del raquitismo hasta este entonces.

No fue sino hasta 1913, que Elmer McCollum, tras convertirse en el descubridor de la vitamina A, gana la suficiente experiencia y reconocimiento como investigador en nutrición, esto le da suficientes recursos y credibilidad para profundizar en sus estudios sobre el raquitismo. Además, se convierte en el primero en realizar estudios en roedores.

Todo esto no fue en vano, en 1917, McCollum logra identificar que el raquitismo es causado principalmente por niveles muy bajos de vitamina D. Sin embargo, los médicos de la época todavía se mostraban algo renuentes de utilizar terapia de exposición al sol o rayos ultravioletas.

Fue en 1918, que el pediatra Kurt Huldschinsky, demuestra el exitoso resultado de tratar el raquitismo aplicando lámparas ultravioletas. Poco tiempo después, el investigador Edward Mellanby, alrededor de 1919, determina que también existe una deficiencia nutricional que promueve al raquitismo.

Muchos investigadores consideran que los estudios de McCollum y Mellanby, fueron cruciales en el conocimiento de la causa del raquitismo.

Hoy día, la terapia contra el raquitismo, consiste en administrar una dieta rica en calcio, suplementos de vitamina D y exposición a la luz ultravioleta.

Capítulo 34. Osteoporosis

La osteoporosis, se trata de una condición que debilita y adelgaza los huesos. Esto hace que los huesos se vuelvan frágiles y fácilmente quebradizos aumentando el riesgo de fracturas. La presencia de osteoporosis en la humanidad, es bastante antigua. Se han encontrado momias egipcias de hace más de 4000 años de antigüedad con todos los signos característicos de la osteoporosis.

Sin embargo, esta enfermedad no parecía llamar la atención de los investigadores sino hasta el siglo XVIII, el popular cirujano y anatomista escocés John Hunter, descubre que los huesos viejos se destruyen o reabsorben, a medida que se forma o deposita el hueso nuevo.

Hoy día conocemos que esta teoría, se trata de un proceso llamado "remodelación" el cual juega un papel importante en la osteoporosis. Estas son las primeras luces de esta enfermedad, pero pasaron 100 años más antes de captar el interés de la comunidad médica.

A principios del siglo XIX, el cirujano Sir Astley Cooper, es el primero en reconocer que la edad, está relacionada con la disminución de la densidad del hueso, aumentando el riesgo de fracturas.

A partir de la década de 1830, el patólogo Jean Lobstein, comienza a introducir el término "osteoporosis" para describir la condición del hueso poroso característico de esta enfermedad. Lobstein, detalla sus hallazgos, haciendo énfasis en el aspecto de los huesos que tenían agujeros más grandes de lo normal.

Algunos años más tarde, en 1930 el médico del Hospital General de Massachusetts, Fuller Albright, se da cuenta que la osteoporosis parecía afectar más a las mujeres después de la menopausia. Sin embargo, hasta ese momento, no se conocía con exactitud la causa. No fue sino hasta que en 1934 Preston Kyes y Potter, en un estudio con palomas, descubren que los niveles de estrógeno pueden afectar la densidad del hueso.

Algún tiempo después, Albrigth decide implementar la primera terapia efectiva, administrando estrógenos y disminuyendo el daño óseo.

En esos años, era muy difícil identificar a tiempo la disminución de la densidad ósea, pero el diagnóstico mejoró a partir de la década de 1960, cuando son desarrollados dispositivos capaces de detectar la pérdida ósea.

También en la década de 1960, Herbert Andre Fleisch, hizo avances importantes en el tratamiento al descubrir los bifosfonatos. Este compuesto, era capaz de bloquear la resorción ósea, representando un tratamiento muy efectivo.

Actualmente, es más fácil diagnosticar esta enfermedad, además, siguen utilizándose medicamentos como los bifosfonatos o terapia hormonal, de acuerdo al caso.

Capítulo 35. Nefrolitiasis

También llamada litiasis renal, la nefrolitiasis o cálculos urinarios, son una condición muy antigua que ha acompañado a la humanidad desde hace miles de años.

Los cálculos urinarios más antiguos de los que se tiene conocimiento hasta ahora, tienen entre 4500 a 5000 años de antigüedad. Los mismos fueron encontrados en una momia en El Amrah en Egipto. De hecho, algunos relatos egipcios del año 1500 a. C., registraban tratamientos para este tipo patologías. A diferencia de otras enfermedades, esta cuenta con registros tan antiguos que las primeras descripciones de los síntomas, fueron realizadas entre el año 3200 a 1200 a. C., en Mesopotamia.

Durante este tiempo, se practicaba la litotomía, técnica quirúrgica que consistía en extirpar los cálculos en la vejiga. De hecho, textos antiguos de la India para el año 600 a. C., ya contenían relatos sobre 300 tipos de procedimientos para remover los cálculos urinarios.

Años más tarde, también Hipócrates hizo su propia descripción sobre este tipo de enfermedades. Sin embargo, al contrario de sus predecesores, Hipócrates sostenía que no debía cortar por un cálculo.

Pasaron muchos siglos y médicos prominentes que en todas partes daban sus propios aportes y observaciones sobre las litiasis urinarias. Uno de estos fue Amonio de Alejandría, quien introduce la palabra *"lithotomus"* para referirse al instrumento con el cual extraer el cálculo. También sugiere aplastarlo para facilitar su extracción.

Durante el siglo XIV, el cirujano Chauliac, considerado el padre de la cirugía francesa, escribió detalladamente esta enfermedad, pero no realizó ninguna litotomía, ya que en ese momento tenía más riesgos que beneficios. Sin embargo, entre el siglo XVIII y el siglo XIX, surgen nuevos hallazgos sobre la mejor manera de realizar la cirugía para remover cálculos urinarios.

Ahora bien, la primera vez que es realizada una nefrolitotomía (o cirugía en el riñón para retirar cálculos), fue realizada en el año 1913. Esta técnica siguió perfeccionándose a lo largo del siglo XX. Los cirujanos Smith y Boyce, aportaron la técnica conocida como nefrolitotomía anatrófica, que sirve aun actualmente para remover cálculos renales grandes. Esta técnica se incluyó en el año 1967.

En el año 1953, el científico Mulvaney incluye el uso de ultrasonido para destruir los cálculos. Años más tarde, el médico Kurth, afirma su éxito.

Tratamientos como las fibras de láser, litotricia neumática, entre otros, se hicieron notar a finales del siglo XX en la búsqueda de tratamientos menos invasivos.

Hoy día, siguen utilizándose muchas de los métodos mencionados, y actualmente rara vez requieren cirugía.

Parte III. Glándulas Gonadales

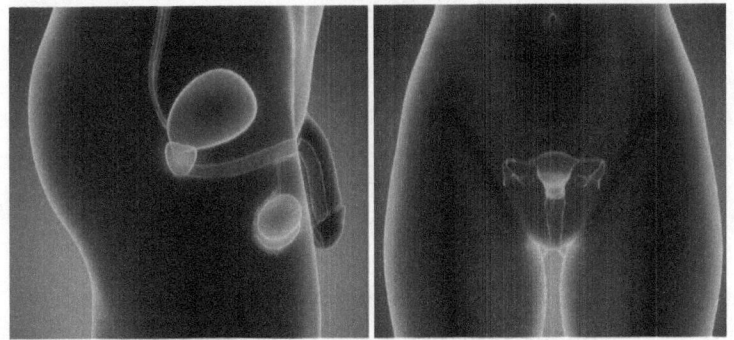

Capítulo 36. Ovarios

La palabra "ovario", provine del latín *"ovarium"*, en relación a la función que este órgano desempeña. Sin embargo, antes de llegar a esta conclusión, los ovarios atravesaron algunos años oscuros sin un conocimiento claro sobre ellos.

La primera mención que se tiene de los ovarios, fue dada por Galeno alrededor del siglo II. Sin embargo, no se registra una descripción propiamente, sino que Galeno señala que para que se produzca la fecundación, no solo el hombre libera una sustancia, sino que también lo hace la mujer, y esta secreción provenía del ovario. Galeno también señaló que las mujeres y los hombres tenían los mismos órganos, solo que en los hombres se encontraba afuera del cuerpo, a diferencia de la mujer.

Desde el punto de vista anatómico, los ovarios no fueron apropiadamente descritos sino hasta el año 1542, cuando el anatomista Andrés Vesalio, realiza la primera descripción de ellos. La descripción de Vesalio, ocupó un capítulo de su quinto libro sobre anatomía llamado *"De humanicorporis fabrica libriseptem"*, impreso en Suiza. Allí, dedicó una sección completa donde describió los ovarios y el resto de los órganos sexuales femeninos.

Tanto Vesalio, como otros anatomistas de la época, afirmaban que los ovarios, no eran otra cosa sino los testículos femeninos. De hecho, en toda la descripción realizada por Vesalio, se refiere a ellos como "testículos".

Durante los años siguientes, se debatió la controversia que todos los seres vivos provenían de un huevo. Sin embargo, esta teoría parecía afirmarse cuando en el siglo XVII, el investigador holandés Regnier de Graaf, descubre que la mujer también es capaz de producir huevos.

Por supuesto, Graaf se encontraba frente a un folículo maduro listo para liberar el óvulo. Sin embargo, en ese entonces todavía no se había desarrollado el concepto de "célula", por lo tanto, Graaf pensó que se trataba de un huevo. En honor a su descubrimiento, este tipo de folículo recibe el nombre de "folículo de Graaf".

A partir del siglo XVII, se introdujo la palabra "ovarios" siguiendo la teoría de que se trataba del órgano reproductor femenino que podía producir huevos. Con los avances en la microscopía, en el año 1827, el científico alemán Karl Ernst von Baer, descubre el óvulo en un mamífero.

Algunos años más tarde, en 1876, el zoólogo alemán Oskar Hertwig, descubre la unión entre el espermatozoide y el óvulo, derribando definitivamente la teoría de que los mamíferos también provenían de un huevo.

Los años siguientes, investigadores como Sobotta, entre otros, describieron a detalle la función ovárica y el óvulo.

Capítulo 37. Síndrome de Turner

El síndrome de Turner, es una enfermedad de origen genético cuyo pasado histórico no es del todo claro. De hecho, no existían registros de esta enfermedad sino hasta el siglo XX, probablemente porque era confundido con el enanismo u otra enfermedad.

Las primeras descripciones, fueron realizadas en 1938, cuando el endocrino estadounidense Henry Turner, se encontraba realizando un estudio en el cual describía a 7 pacientes con edades entre 15 a 23 años con características inusuales. Estos jóvenes, fueron referidos a su consulta, debido a que tenían características similares al enanismo, su desarrollo sexual no era acorde con su edad, tenían cuello ancho, extremidades hinchadas, entre otros. Turner, realizó una completa descripción de las características que presentaban.

Sin embargo, esta no fue la primera descripción realizada. Algunos años antes, el científico Otto Ullrich, también había realizado una descripción sobre un caso de una niña de 8 años con las mismas características. Ullrich, postuló la teoría sobre la obstrucción linfática del feto durante la gestación podría causar la enfermedad.

Además postuló el epónimo Bonnevie Ullrich, para hacer referencia a esta enfermedad. Sin embargo no ganó mucha popularidad, salvo en el continente europeo donde puede ser utilizado el epónimo Ullrich Turner.

Algunos años más tarde, en la década de 1940, un equipo de investigadores demostró que en las mujeres con el síndrome de Turner, ocurre una insuficiencia ovárica primaria. Esto fue asociado a un aumento de gonadotropinas, mientras que se reducían los estrógenos. También se confirmó que la enfermedad estaba vinculada con hipertensión arterial y enfermedad aórtica.

La causa no fue conocida sino algunos años después, cuando Polani y su equipo, en el año 1954, vincularon el Síndrome de Turner con una alteración del cromosoma sexual.

Poco tiempo después, es corroborado el tipo de alteración genética. En la segunda mitad del siglo XX, se confirma que síndrome de Turner es ocasionado por la falta de un cromosoma X.

Hoy día el diagnóstico del síndrome de Turner se realiza a través de una prueba genética, la cual puede realizarse durante el embarazo, en caso de que se sospeche de la enfermedad. Asimismo, gracias al aislamiento hormonal que tuvo lugar a lo largo del siglo XX, hoy día, esta enfermedad es tratada mediante la administración de la hormona de crecimiento, terapia de sustitución hormonal para estimular el desarrollo sexual.

No obstante, al ser un trastorno de causa genética, todavía no se ha creado un tratamiento médico que corrija alteraciones genéticas.

Capítulo 38. Pubertad precoz y demorada

Se conoce como pubertad, a la fase de transición entre la niñez y la edad adulta. Esto se ve reflejado en el desarrollo de los órganos sexuales masculinos y femeninos. Normalmente, la pubertad puede iniciar a partir de los 8 años y hasta los 14 años. Cualquier condición que inicie la pubertad antes de este tiempo se considera como "pubertad precoz", mientras que una pubertad iniciada luego de los 14 años se considera demorada.

Sin embargo, estos conceptos se han ido modificando a lo largo de los años. Por ejemplo, en el siglo XIX, los niños alcanzaban la pubertad alrededor de los 15 años a diferencia de los niños del siglo XXI, quienes se desarrollan mucho más rápido. Probablemente se debía a una mejor alimentación, la cual estimula al desarrollo acelerado del cuerpo.

Esta es una de las razones por la cual, las alteraciones de la pubertad no fueron apropiadamente estudiadas, sino hasta finales del siglo XIX. Los mayores hallazgos en el área fueron hechos en el siglo XX.

A lo largo del tiempo, se han ido identificando las causas de estos trastornos del desarrollo de la pubertad. Un ejemplo de esto es el descubrimiento del hipotiroidismo a partir de 1850. Los años siguientes establecieron la relación que este puede desencadenar alteraciones en la pubertad.

A partir del año 1929, cuando Adolf Butenandt y Edward Adelbert Doisy, identifican y purifican la estrona (el primer estrógeno descubierto), los años siguientes, fueron realizados estudios en los que se comprobó que un tumor productor de estrógeno, es capaz de adelantar la pubertad en el sexo femenino. Lo mismo ocurre con un tumor productor de testosterona y la pubertad en los varones.

Asimismo en 1937, se descubrió otro raro síndrome genético conocido como síndrome de McCune-Albright, el cual ocasiona que se adelante la pubertad.

También las causas de pubertad demorada son muy diversas. El síndrome de Turner, por ejemplo, fue descrito por primera vez en el año 1938 por Henry Turner. Esta enfermedad entre otras cosas está involucrada con la pubertad demorada en el sexo femenino.

En el año 1942, el doctor Harry Klinefelter, descubre por primera vez una alteración genética que se manifiesta con una pubertad demorada en varones.

A lo largo del siglo XX, se reconoció que el estado nutricional y psicológico, también podían ocasionar una pubertad precoz o demorada.

Actualmente hay estudios genéticos, de imagen y hormonales útiles para llegar al diagnóstico preciso en menor tiempo y tratar siempre que sea posible.

Capítulo 39. Amenorrea

La amenorrea es el término utilizado para referirse a la ausencia del sangrado de la menstruación. Se dice que se trata de una amenorrea primaria cuando esta ocurre a los 16 años, o dos años después de la pubertad. También se refiere a las niñas que luego de los 14 años, todavía no han atravesado la pubertad.

La amenorrea secundaria, se trata de la ausencia del sangrado menstrual alrededor de 4 meses o más después de haberse presentado la menstruación. Es decir, es el caso de aquellas mujeres que iniciaron la menstruación y dejaron de tenerla.

En sí, la amenorrea es el signo de algo más. A lo largo de la historia humana, este signo ha permitido identificar algunos tipos de condiciones de salud, es decir, procesos fisiológicos normales o patológicos. Por ejemplo, desde el inicio de la historia humana y especialmente en la antigüedad, la amenorrea es uno de los primeros síntomas de embarazo.

Existe una amplia lista de patologías que puede causar amenorrea, a continuación, veremos algunas de ellas.

En el año 1721, Stein y Leventhal, describen por primera vez el síndrome de ovarios poliquísticos. Hoy día, una causa frecuente de alteraciones menstruales incluyendo la amenorrea.

Luego, en el año 1894, Heinrich Fritsch, describió las características de una adhesión uterina luego del embarazo, esto ocasionaba amenorrea. Algunos años después en 1948, el ginecólogo Joseph Asherman, profundiza y describe a detalle el síndrome, motivo por el cual hoy día se le conoce con este nombre.

Algunos años más tarde, se identificó otra causa de amenorrea, fue identificada por Fuller Albright en el año 1942, cuando por primera vez era descrito el síndrome de insuficiencia ovárica prematura.

En 1944, se descubrió y detalló una enfermedad genética que impedía que la persona inicie o termine la pubertad. Este síndrome fue descrito por el médico alemán Franz Josef Kallmannn, es por esto que es llamado Síndrome de Kallmannn en su honor.

Una condición rara que puede cursar con amenorrea, es el pseudohermafroditismo, que aunque es una afección muy antigua, se considera que la publicación más detallada fue realizada por John Money en el año 1952. En esta descripción, Money detallaba los síntomas incluyendo la ausencia de menstruaciones.

En el año 1956, los médicos Andrea Prader, Alexis Labhart y Heinrich Willi, describen por primera vez un síndrome genético hoy día conocido como Síndrome de Prader-Willi, el cual causa obesidad infantil, baja estatura, retardo mental, amenorrea, entre otros.

Como vemos, existen muchos tipos de enfermedades que pueden causar amenorrea, desde una disfunción hipotalámica, hasta una alteración estructural de útero.

Capítulo 40. Endometriosis

El útero, está revestido en su interior de un tejido especial conocido como endometrio. La endometriosis, es una patología caracterizada por el crecimiento de endometrio fuera de la cavidad del útero. Los síntomas que la caracteriza son dolor pélvico crónico, sangrados irregulares, calambres, infertilidad, entre otros.

Esta es sin duda una enfermedad antigua. De hecho, se cree que existen textos médicos de 4000 años de antigüedad que narran estos síntomas.

Por cientos de años, estos síntomas fueron tratados de formas absurdas como el uso de sanguijuelas, duchas químicas, cirugías, extracción de sangre, enemas, y hasta embarazo como tratamiento.

En realidad, los síntomas son tan inespecíficos, que solo mediante cirugía podían ser diagnosticados apropiadamente. Así que es difícil precisar quién realizó la primera descripción real de endometriosis.

Algunos historiadores, afirman que la primera descripción oficial, fue realizada por el médico alemán Daniel Shroen en 1690 en su publicación *"Disputatio Inauguralis Medica de Ulceribus Ulceri"*. Aunque Shroen, afirmó que se trataba de una patología real, la comunidad médica de la época, seguía afirmando que los síntomas eran imaginarios y atribuían estos síntomas a "histeria", una enfermedad psiquiátrica. Esta perspectiva retrasó mucho la investigación científica en esta patología.

No fue sino hasta el año 1860, cuando el médico austriaco Carl Von Rokitansky, realiza las primeras descripciones microscópicas de la enfermedad. Rokitansky, señalaba que la enfermedad se trataba de cúmulos de endometrio dispersos.

Luego de estos estudios, el médico Thomas Cullen, otorga el nombre de "adenomioma" para referirse a esta enfermedad.

A finales del siglo XIX, son descritas otras modalidades de endometriosis. Un ejemplo de este, es la primera descripción de un ovario en el que se encontró endometrio. Este hallazgo fue realizado por el científico Russel, en 1899.

Pasaron algunos años antes que fuese utilizado el término "endometriosis" por primera vez, este nombre fue introducido por el ginecólogo John A. Sampson en el año 1920. Sampson, no solo otorgó un nombre, también notó que las lesiones del peritoneo revestidas de endometrio sangraban durante la menstruación y se modificaban durante el embarazo. Estas observaciones, lo llevaron a desarrollar una hipótesis sobre la causa de esta enfermedad.

En el año 1940, se introducen el uso de endoscopía pélvica para diagnosticar sangrados dentro del abdomen. Esto permitió diferenciar entre la endometriosis y otras patologías sangrantes. Asimismo, conforme avanzó el siglo XX, se añadieron nuevos estudios de imagen, y medidas terapéuticas más efectivas, como el uso del Danazol, terapias hormonales, entre otras.

Capítulo 41. Síndrome de Ovarios Poliquísticos

Es considerada la patología endocrina femenina más común a nivel mundial, se estima que entre el 5 al 15% de población femenina del mundo, sufre esta patología.

La historia de los ovarios poliquísticos, empieza alrededor de 1721, cuando el científico italiano Vallisneri, describe las características de una mujer que era infértil, y cuyos ovarios tenían un aspecto brillante con una superficie blanca. Este es el informe más antiguo que describe características de los ovarios poliquísticos.

Algunos años más tarde en 1844, Chereau y Rokitansky, realizan estudios de la pelvis femenina, encontrando lesiones degenerativas en los ovarios de una mujer, además, encontró folículos con la capacidad de llenarse de líquido. Poco tiempo después, Bulius y Kretschmar, realizan la descripción del aumento de las células tecales encontradas en los ovarios, otro signo característico de los ovarios poliquísticos.

En el año1879, Lawson Tait sugiere una medida de tratamiento para tratar la degeneración ovárica que causara síntomas afectando la calidad de vida. El tratamiento consistía en retirar mediante cirugía los dos ovarios.

En la antigüedad, realmente esta condición no era muy estudiada. Entrando en el siglo XX, fue realizada una de las pocas revisiones que había, esta fue elaborada por von Kahlden.

Algunos años después, John A. McGlinn en el año 1915, sugirió como estrategia para el tratamiento, puncionar los quistes ováricos más superficiales. Hasta entonces, las descripciones de esta enfermedad no eran demasiado explicitas.

No fue sino hasta el año 1935, cuando fue publicado el primer trabajo estructurado con casos de pacientes reales. Esta detallada descripción fue realizada por los ginecólogos Irving F. Stein, Sr. y Michael L. Leventhal.

Esta publicación, se considera como la primera descripción completa y oficial del síndrome de ovarios poliquísticos, motivo por el cual también este síndrome es conocido con el nombre "síndrome de Stein-Leventhal".

Sin embargo, todavía no existían criterios precisos para realizar el diagnóstico, e incluso tardaron algunos años en llegar. Fue en 1990, cuando se realizó una conferencia avalada por el Instituto Nacional de Salud de los Estados Unidos, para establecer criterios formales sobre el síndrome de ovarios poliquísticos.

Hoy día se sabe que esta enfermedad puede ser causada por varios factores, aunque explicar la evolución de esta patología aún parece algo difícil de precisar. Algunos científicos la consideran como una "condición endocrinológica mal definida".

En la actualidad, el diagnóstico no es muy específico, consiste en evaluar los signos clínicos de la enfermedad correlacionarlos con estudios de imagen. El tratamiento consiste en medicamentos y cambios de estilo de vida.

Capítulo 42. Anticonceptivos Hormonales

Finalizando el siglo XIX, diversos anatomistas habían concluido que el cuerpo lúteo del ovario, tenía la capacidad de secretar una sustancia a la sangre que es fundamental para el embarazo.

Esto llevó a que algunos años después, alrededor de 1920, el médico Ludwig Haberlandt, llevara a cabo una investigación en animales. Sus hallazgos, demostraron que al trasplantar ovarios de animales preñados a otros animales no preñados, podía bloquear que se produjera un embarazo en los animales.

Estos hallazgos, llevaron a Haberlandt a postular la teoría de que era posible aplicar medidas hormonales a las mujeres para evitar embarazos, sirviendo como medida de anticoncepción hormonal. Haberlandt, en conjunto con G. Richter, iniciaron investigaciones para desarrollar este tipo de anticonceptivos para mujeres.

Algunos años más tarde, en 1923, otro equipo dio nuevos hallazgos sobe la anticoncepción hormonal. Este equipo estaba conformado por Edgar Allen y Edward Adelbert Doisy, quienes realizaron la publicación de su ensayo, en el cual estudiaron la respuesta del tejido vaginal de los roedores castrados. La intención, era identificar el componente biológico activo.

En 1930 fue el año de la progesterona, ya que de forma independiente 4 equipos de investigadores distintos aislaron la hormona el mismo año. La estructura química de esta hormona, fue estructurada por primera vez gracias al científico Karl Heinrich Slotta.

Esto fue vital para el desarrollo de anticonceptivos hormonales. De hecho, fue el fundamento para que en 1944, los científicos alemanes Bickenbach y Paulikovics, demostraran que tras la administración de solo 20 miligramos de progesterona al día, es posible bloquear la ovulación en las mujeres.

Sin embargo, la progesterona sintética no llegó de la noche a la mañana, los investigadores tenían un severo problema para hacer que esta siguiera el paso fisiológico de la progesterona a través del hígado para su metabolización.

Llegado el año 1950, el químico Carl Djerassi, sintetiza la noretindrona, que se convierte en el primer anticonceptivo hormonal. Su efecto, fue probado en la práctica clínica por el biólogo Gregory Goodwin Pincus, quien realizó un extenso estudio en mujeres.

No obstante, fue 10 años después que la Administración de Alimentos y Medicamentos de los Estados Unidos o FDA, legalizara el uso del primer anticonceptivo hormonal. Se trató de una píldora que contenía 10 miligramos de progesténo, noretinodrel y 150 gramos de estrógeno, bajo el nombre comercial de Enovid.

En 1969, se desarrollan anticonceptivos hormonales de progesterona de aplicación inyectable. Otras presentaciones surgieron en 1976, cuando surgió el primer dispositivo intrauterino hormonal, y luego en 1983 el primer implante como anticonceptivo hormonal.

Capítulo 43. Menopausia

No cabe duda que las referencias históricas de la menopausia han acompañado a la humanidad a lo largo de su evolución. Incluso en la biblia, en el libro de Génesis escrito alrededor del año 1500 a. C., cuando Dios anuncia a los ancianos Abraham y Sara que tendrían un hijo, es señalado en la historia que ya Sara había dejado de tener menstruaciones. Demostrando el poder divino al concebir, luego de esta etapa.

Entre las primeras descripciones médicas que existen sobre la menopausia, destacan las menciones realizadas por Aristóteles alrededor del año 300 a. C. Describía que esta aparecía a los 50 años. Hipócrates también mencionó el cese de las menstruaciones.

En la edad media, no se realizaron importantes avances, aunque también la esperanza de vida no era tan extensa, los considerados ancianos tenían alrededor de 40 años de edad. Durante el siglo XVI, entre guerras, pestes y sequías, la menopausia pasó a considerarse relacionado con lo maléfico.

Con la llegada del Renacimiento, no parecía mejorar la apreciación que se tenía de las mujeres menopásicas, todas las referencias literarias y pictóricas las mostraban con el aspecto similar al de una bruja.

En el año 1729, John Freind, describe que la menstruación cesa a partir de los 49 años. La primera vez que aparece el término "menopausia" es sin embargo, varios años después, en 1821, otorgado por el médico francés Charles Pierre Louis De Gardanne. Este médico francés, en realidad, fue el primero en darle la importancia científica que tenía, lejos de las fábulas de brujas.

A mediados del siglo XIX, la menopausia ganó interés científico, y surgen descripciones verdaderamente dignas de la profesión médica. Surgió la caracterización de los síntomas que acompañan a esta etapa, señalando tanto el cambio de temperamento, manifestaciones orgánicas como síntomas psicológicos.

Quizá, pasó un poco a la exageración, ya que a partir de 1930, se consideraba como una enfermedad o deficiencia. Como consecuencia de esto, algunos médicos comenzaron a indicar tratamientos para reponer la supuesta deficiencia, indicando jugos testiculares u ovarios triturados de animales.

Con la invención del estrógeno sintético en el año 1938, fue posible indicar tratamientos que atenuaran los síntomas del climaterio. Se considera que la medicación completa de la menopausia se logró en 1970.

Hoy día, conocemos que la menopausia es un proceso normal y fisiológico del desarrollo humano, y solo se indica tratamiento hormonal cuando los síntomas sean severos o que afecten la calidad de vida de la mujer.

Capítulo 44. Testículos

Aunque en la antigüedad no se conocía prácticamente nada sobre la función de los órganos sexuales, estudiosos como Aristóteles en el siglo IV a. C., ya se encontraban dando su punto de vista sobre el semen como una sustancia pura que producía el hombre.

Las primeras descripciones sobre los testículos, fueron realizadas por el médico Galeno alrededor del año 200 d. C., no obstante sus descripciones eran en realidad una comparación con respecto al aparato reproductor femenino.

Galeno, afirmó que tanto el hombre como la mujer, tenían las mismas estructuras y que solo las diferenciaba que en la mujer estaban adentro. Por ejemplo, Galeno señalaba que el escroto correspondía al útero con los testículos a cada lado. Aunque las afirmaciones de Galeno no eran acertadas, fue el primero en intuir que el semen provenía de los testículos, ya que en ese entonces había toda clase de teorías. Incluso se llegó a pensar que se formaba en el cerebro.

Leonardo Da Vinci alrededor de 1493, realiza precisos dibujos sobre la anatomía de los órganos sexuales y resumiendo las teorías de la época del origen del semen.

El considerado "padre de la anatomía", Andreas Vesalius, en el siglo XVI, mantenía la teoría de que los testículos eran la contraparte del aparato sexual femenino.

Finalmente a finales del siglo XVI, esta tendencia cambió gracias a la invención del microscopio por Zacharias Janssen en el año 1590, en conjunto con el aumento de las disecciones para estudio anatómico.Esto permitió importantes avances.

En el siglo XVII, Renier de Graaf, realiza un experimento con testículos de animales en el cual demostró que los testículos están formados de túbulos.

Poco tiempo después, en el año 1677, los espermatozoides son por primera vez visualizados por Anton van Leeuwenhoek, quien estudió su propio semen al microscopio. Señaló que se trataba de "millones de animales en el semen". Aunque el nombre de "espermatozoide", no fue usado sino hasta 1827 por el científico ruso Karl Ernst von Baer, quien además señaló su importancia.

A comienzo del siglo XIX, el suizo Jean-Louis Prevost y el francés Jean-Baptiste Dumas, demostraron que los espermatozoides se encuentran en muchos animales. Concluyen que son producidos por los testículos y que no son animales, sino "el resultado de una acción secretora y fundamentales para la fecundación".

Algunos años más tarde, el suizo Albert von Kölliker, demuestra la naturaleza celular de los testículos y espermatozoides.

En 1930 con la invención de la microscopía electrónica, se amplía este conocimiento demostrando cómo se forman los espermatozoides en los testículos.

Capítulo 45. Disfunciones Sexuales

La disfunción sexual, se define como los problemas o situaciones que se interponen en el disfrute del acto sexual. Estos factores pueden tener un origen tanto físico como psicológico. Esto lo conocemos hoy, sin embargo, desde el inicio de la humanidad, las teorías sobre el placer sexual eran muy controvertida.

Partiendo del hecho que por muchos años, se consideró que las mujeres en realidad no tenían la capacidad de disfrutar el acto sexual, pues su única labor era concebir.

Las disfunciones sexuales son muy antiguas. Los tratamientos más antiguos, naturalmente estaban enfocados a la virilidad masculina. En el siglo VIII, los hombres romanos y griegos acostumbraban llevar talismanes de genitales de cabras o gallos ya que creían que mejoraban la función sexual.

También en el siglo XIII, Albertus Magnus recomendó comer pene de lobo asado como remedio para tratar la disfunción sexual masculina. Años más tarde en el siglo XVIII, el doctor Samuel Solomon, creó un bálsamo especial cuya finalidad era evitar el deseo de masturbarse, pues entonces se pensaba que la disfunción sexual masculina era consecuencia de la masturbación y la pérdida de semen.

La historia de la disfunción sexual en mujeres es bastante reciente, aunque los primeros reportes datan del siglo XVI aproximadamente, no fue tomado en cuenta sino hasta el siglo XIX a partir de la supuesta enfermedad conocida como "histeria femenina".

Se creía que la histeria femenina no era más sino deseo sexual reprimido, por lo cual el tratamiento consistía en masaje pélvico. Esto condujo a realizar los estudios analíticos de Sigmund Freud a finales del siglo XIX; en los que señalaba la evolución sexual de la mujer, convirtiéndose.

Muchos consideran que este fue el basamento para el concepto de "frigidez" postulado años después por Hitschmann y Bergler, quienes lo definían como la incapacidad de alcanzar el orgasmo vaginal.

También el siglo XIX, trajo nuevos descubrimientos sobre la disfunción sexual masculina cuando se evidenció la función de la testosterona en la función sexual.

A mediados del siglo XX en el año 1950, es publicado el Manual Diagnóstico y Estadístico de los Trastornos Mentales, el cual incluía la frigidez como parte del trastorno. En 1968, se añade la dispareunia o coito doloroso.

Finalmente luego de años de estudios, en 1998, se introduce al mercado el primer tratamiento oral contra la disfunción eréctil aprobado por la Administración de Drogas y Alimentos (o FDA).

Hoy día sabemos que las disfunciones sexuales son un problema de muchas causas probables, tanto psicológicas como orgánicas.

Capítulo 46. Infertilidad

Los datos más antiguos sobre la infertilidad, datan del año 1550 a. C., estos reportes fueron hallados en el antiguo papiro de Ebers del antiguo Egipto. Este texto contiene una de las primeras descripciones de ginecología.

Las pruebas de embarazo del antiguo Egipto, consistían en hacer que la mujer orinara sobre una mezcla de granos de trigo y cebada, si germinaban, ellos afirmaban que la mujer se encontraba embarazada.

Otros de los relatos más antiguos acerca de la infertilidad, se encuentran en textos bíblicos que datan del año 1500 a. C., estos reúnen información acerca de mujeres estériles como la historia de Sara o la de Raquel.

También los griegos detallarlo sus propios informes de esterilidad cuando Hipócrates, cerca del año 300 a. C., sugiere teorías acerca de la infertilidad femenina como mala posición del cuello uterino, alteraciones menstruales, entre otras. Además incluyó remedios inspirados en los antiguos conocimientos egipcios sobre fertilidad.

Sin embargo, los romanos y bizantinos, persistían en la creencia de que para embarazarse, debían tener someterse a latigazos con piel de machos cabríos, inducidos por los sacerdotes del templo de Juno.

Hasta este punto de la historia, se atribuía principalmente que la mujer era responsable de la infertilidad.

En la edad media, el médico Arnau de Villanova, tenía la teoría de que al introducir un diente de ajo en la vagina de la mujer, se podía determinar si esta era fértil si el olor a ajo se transmitía a su boca.

Con la primea visualización de los espermatozoides realizada por Antoine van Leeuwenhoek en el año 1677, fue posible identificar la infertilidad en el hombre años más tarde. Aunque desde la antigüedad, se conocía que las lesiones testiculares se relacionaban con infertilidad masculina.

En 1769, Giovanni Battista Morgani publica un trabajo que recoge todas las causas probables de infertilidad en la mujer.

Con la llegada del siglo XIX, también llegaron importantes hallazgos sobre la infertilidad. En 1884, se realiza la primera inseminación artificial llevada a cabo por el médico William Pancoast. Otro hallazgo fue en 1893, cuando es realizada por primera vez la fertilización in vitro en animales con éxito.

El siglo XX, trajo consigo nuevos hallazgos sobre el tratamiento de la infertilidad. En 1929, se comienza a realizar el recuento espermático y se profundiza en las causas de infertilidad masculina.

A finales del siglo XX y principios del siglo XXI, se desarrollaron diversas estrategias exitosas como la inyección intracitoplasmática de espermatozoides, la ovodonación, madres en alquiler, entre otras.

Capítulo 47. Transexualidad

La transexualidad se define como una condición en la cual una persona adopta las características físicas del sexo opuesto, a través del uso de tratamientos hormonales o procedimientos quirúrgicos.

Desde la antigüedad, han surgido numerosos debates psicológicos, biológicos y sociológicos entorno a la transexualidad. Diversos mitos y leyendas antiguas cuentan de casos de personas insatisfechas con su género.

Desde la perspectiva médica, aproximadamente a mediados del siglo XIX existen registros de casos de personas que manifestaban la sensación de incomodidad con su género. Esta condición se conoce como "disforia de género" que se define como la angustia o insatisfacción persistente con el género o sexo con el cual nació.

Con la llegada del siglo XX, el médico endocrinólogo Harry Benjamin y el médico y sexólogo Magnus Hirschfeld se reúnen en 1907 con la finalidad de plantear medidas de tratamiento para esta situación, de modo que dar respuesta a la disforia de género manifestada por el paciente.

El término "transexual" fue empleado por primera vez, por Hirschfeld en el año 1923. Sin embargo, en ese entonces todavía no existía un tratamiento médico disponible.

Cuando se logró aislar la testosterona en el año 1935 y poco tiempo más tarde se logró la disponibilidad del dietilestilbesterol en el año 1938, las posibilidades de un tratamiento hormonal se hacían más reales. El tratamiento hormonal, se llevó a cabo a partir de la segunda mitad del siglo XX.

La primera cirugía de reasignación de sexo fue llevada a cabo en el año 1952. Esto ocasionó que diversos cirujanos comenzaran distintos tipos de técnicas quirúrgicas para llevar a cabo la reasignación de sexo anatómico.

A partir del año 1975, se han realizado diversos reportes y revisiones de casos de personas transexuales. En el año 1980, se denomina esta condición como trastorno de identidad de género y es incluida como una condición psicopatológica, dentro de la tercera edición del DSM o Manual Diagnóstico y Estadístico de los Trastornos Mentales de APA (o la Asociación Americana de Psiquiatría). Años más tarde, esta clasificación sería corregida para otorgarle mayor precisión.

Hoy día, el tratamiento está orientado en ofrecer medidas psicoterapeutas y no disuadir a la persona respecto su identidad. Se plantean tratamientos hormonales y quirúrgicos como opciones o alternativas a demanda del paciente.

Capítulo 48. Síndrome de Noonan

Una enfermedad poco conocida y cuyo descubrimiento es relativamente reciente, es el síndrome de Noonan, caracterizado por manifestaciones físicas como baja estatura, cuello agrandado, rasgos faciales especiales y defectos del corazón.

Las primeras nociones de esta enfermedad, datan del año 1883, cuando Kobylinski, informa los síntomas de un paciente masculino de 20 años. Otras descripciones tempranas se le atribuyen a Funke, en 1902, quien detalló rasgos similares en un paciente, así como las observaciones de Ullrich en 1930.

Sin embargo, el síndrome de Noonan, fue descrito e informado de forma oficial y por primera vez gracias a la cardióloga pediátrica Jacqueline Noonan, quien entonces se encontraba trabajando en la Universidad de Iowa entre los años 1959 a 1961, tiempo en el cual desarrolló su investigación.

Noonan, notó en un grupo de pacientes un raro tipo de alteración en el corazón conocida como "estenosis pulmonar valvular", ella se dio cuenta, que 9 de sus pacientes tenían además características peculiares muy marcadas que no podían tratarse de una coincidencia. También Noonan, describió que esta inusual condición no distinguía sexos, presentándose tanto en niñas como en niños.

Estos hallazgos, fueron presentados ante la Sociedad del Medio Oeste para la Investigación Pediátrica en el año 1962. En este informe, Noonan señaló, que el fenotipo (o características físicas), se asemejaban al síndrome de Turner y que además tenían "estenosis pulmonar valvular". Sin embargo, Noonan afirmó que no podía tratarse del síndrome de Turner, ya que este solo afectaba a las niñas, mientras que este nuevo síndrome afectaba a ambos sexos.

Aunque Noonan utilizaba el término "fenotipo de Turner", el epónimo de "síndrome de Noonan" ya comenzaba a escucharse, debido a uno de sus estudiantes el Dr. John Opitz, quien en 1965 comenzó a evaluar pacientes con este síndrome. Opitz introduce no oficialmente el término "síndrome de Noonan" para describir a estos pacientes.

Desde el descubrimiento del síndrome de Noonan, se reconocía que debía tratarse de un trastorno autosómico dominante heredado (un tipo de alteración genética), aunque no fue sino hasta 1985, cuando el Dr. Allanson demostró que al menos uno de los padres tenía el síndrome, pero casi imperceptible.

A principios del siglo XXI, fue hallado el lugar del cromosoma afectado, aunque ante la sorpresa de que no se trataba de un solo cromosoma alterado, sino que el síndrome puede aparecer en distintos tipos de alteración cromosómica.

Lamentablemente, hoy día todavía no hay un tratamiento específico contra esta enfermedad.

Capítulo 49. Síndrome de Kallmannn

El síndrome de Kallmann, también conocido por el nombre de "Síndrome de Maestre-Kallmann-Morsier", es una rara enfermedad hereditaria que se caracteriza por desarrollo Hipogonadismo hipogonadotrófico. Esto se traduce en un defecto o disfunción de los órganos sexuales y retraso de la pubertad, debido a una deficiencia en la producción de la hormona liberadora de gonadotropina (o GNRH), además, se acompaña con alteraciones olfatorios desde una leve disminución o la incapacidad total de percibir olores.

Este raro síndrome, fue informado por primera vez en el año 1856, cuando el médico español Aureliano Maestre de San Juan describió un caso en el cual un paciente con atrofia congénita de los testículos y demás órganos masculinos, tenía además ausencia total de los nervios olfatorios, por lo tanto tenía una pérdida total del olfato.

Maestre, no relató demasiados detalles en su informe, por lo tanto aunque fue el pionero de la investigación, no consiguió gran impacto en la comunidad científica de la época.

Lo que parecía ser un síndrome olvidado, 80 años más tardes cobraría relevancia cuando en el año 1944 el genetista alemán Franz Josef Kallmann, realiza las primeras descripciones oficiales caracterizándola como una enfermedad de tipo hereditaria. Gracias a las precisas descripciones de Kallmann, durante la segunda mitad del siglo XX, fueron desarrolladas diversas investigaciones que permitieron conocer más acerca de esta condición.

De hecho, en 1969, el científico Bardin y su equipo, demostraron que en este síndrome los niveles de gonadotropina eran demasiado bajos para estimular el desarrollo de los órganos sexuales.

Poco tiempo más tarde, en el año 1971, el científico Naftolin F., en conjunto con su equipo de investigadores, demostró que tras la administración intravenosa de hormona liberadora de gonadotropina era posible restablecer la secreción normal de gonadotropina en pacientes que padecían del síndrome de Kallmann. Esta fue la primera evidencia de un tratamiento efectivo para restablecer la maduración sexual.

Hoy día el diagnóstico del Síndrome de Kallmann se sospecha cuando la evaluación del olfato presenta alteraciones y hay signos claros de inmadurez sexual no correspondiente con la edad, además, se realizan exámenes de laboratorio como análisis hormonal y test genéticos.

Gracias a las investigaciones de Naftolin, a finales del siglo XX fue posible iniciar la terapia hormonal de sustitución, con esto se logra el desarrollo de los caracteres sexuales, aparición del vello corporal, desarrollo muscular y óseo en los hombres, así como el crecimiento de las mamas y la menstruación en mujeres. El tratamiento es de por vida.

Capítulo 50. Síndrome de Klinefelter

Hoy sabemos que el síndrome de Klinefelter, se debe a la presencia de un cromosoma extra en hombres. Esto se manifiesta en un conjunto de signos caracterizados por la inmadurez de los órganos sexuales ocasionando que sean muy pequeños, disminuye la producción de testosterona y el vello corporal y facial, mientras que las mamas son más grandes de lo esperado en un varón. Sin embargo, esto no siempre fue así, en un principio, se pensaba que se trataba de una enfermedad de tipo endocrino.

La primera vez que fue descrito este síndrome, fue en el año 1942 por el trabajo realizado por el médico endocrino y reumatólogo Harry Fitch Klinefelter y su equipo en el Hospital General de Massachusetts. El trabajo realizado por Klinefelter, describía las características de nueve pacientes masculinos quienes tenían manifestaciones muy peculiares como aumento del tamaño de las mamas, testículos pequeños, ausencia de espermatozoides y altos niveles de gonadotropinas. Klinefelter, atribuyó la causa a un problema de tipo endocrino ocasionado por una deficiencia hormonal.

No fue sino hasta el año 1956 cuando se determinó la causa real de esta enfermedad. Un equipo de investigadores conformado por Plunkett y Barr, quienes demostraron la presencia de un cromosoma sexual extra en las células somáticas. Plunkett y Barr, sin embargo señalaron que se trataba de "mujeres con el sexo invertido" lo cual fue refutado años más tarde.

Finalmente, en el año 1959, la causa del síndrome de Klinefelter se aclaró aún más con la investigación llevada a cabo por Patricia Jacobs y John Anderson Strong, quienes descubrieron que la constitución cromosómica causante del síndrome de Klinefelter es el cromosoma sexual XXY. También se dieron cuenta, que aunque la constitución más frecuente para ocasionar este síndrome era XXY, el síndrome de Klineferlter, también podría ocurrir en variaciones cromosómicas como XXXY, XXXXY, entre otros. Jacobs y Anderson, serían los primeros en publicar un informe detallado de la enfermedad.

En la actualidad, y gracias a los avances científicos del siglo XX, el síndrome de Klinefelter se diagnostica a través de exámenes de laboratorio para determinar niveles hormonales, conteo de semen y el cariotipo.

El tratamiento consiste en una terapia hormonal de reemplazo con testosterona para mejorar el crecimiento del vello corporal, así como la concentración, el autoestima y el impulso sexual.

Hoy día, todavía es difícil tratar la infertilidad del síndrome de Klinefelter, sin embargo, con apoyo endocrinológico puede ser posible.

Capítulo 51. Andropausia

También conocida como hipogonadismo de inicio tardío, es una afección masculina que afecta a los adultos mayores y que se caracteriza por el descenso de los niveles de testosterona. Esta disminución de los niveles de testosterona, se reflejan en una serie de signos y síntomas clásicos como pérdida de la libido, disfunción eréctil y ausencia de erecciones durante la mañana, además ocurre la disminución de las funciones cognitivas y físicas. Representa el primer signo del envejecimiento masculino.

Desde la antigüedad hasta nuestros días, el hombre ha buscado estrategias para combatir la senilidad, especialmente en conservar y mejorar las funciones sexuales, las cuales eran consideradas como la potencia masculina.

Se cree que el primer texto que recolectaba información acerca de la andropausia, fue un texto chino escrito en el siglo XVI, no obstante, no atrajo la atención para futuras investigaciones.

Los signos de la andropausia no se habían descrito apropiadamente sino hasta el año 1946 cuando el científico Werner publica un artículo llamado "El climaterio masculino", en el cual reúne los síntomas característicos de la andropausia, describiendo detalladamente su relación física y psicológica. El estudio de Werner, detalló además de reflejar la disminución de la potencia sexual, también señaló la irritabilidad, la depresión, fatiga trastornos del sueño, problemas de la memoria entre otros.

Tras la publicación de Werner, la comunidad científica de la época otorgó otros tipos de nombres para señalar esta condición. Algunos de los nombres fueron "menopausia masculina", "climaterio masculino", "androclise", "síndrome del envejecimiento masculino", entre otros. El más aceptado, fue "hipogonadismo tardío de inicio tardío", el cual explicaba más claramente la condición.

Como tal, el término andropausia, comenzó a utilizarse a partir del año 1952, palabra que provenía del griego *"andras"* que significa "hombre humano" y *"pausa"* que significa "cese".

Gracias a las descripciones de Werner, fue posible identificar el bajo nivel de testosterona en los hombres con andropausia. Sin embargo, el tratamiento se había inventado algunos años antes, cuando en 1935, la testosterona fue sintetizada por primera vez en un laboratorio. Este hallazgo fue realizado por los científicos Butenandt y Ruzicka.

No obstante, la testosterona sintética no fue utilizada para el tratamiento de la andropausia sino hasta el año 1968. Asimismo, el diagnóstico no estuvo disponible en la práctica clínica sino hasta el año 1974 cuando el radio-inmunoensayo formaba parte habitual de la práctica médica. Hoy día el tratamiento consiste en terapia hormonal con testosterona en los casos que se amerite.

Parte IV. Páncreas, metabolismo y nutrición

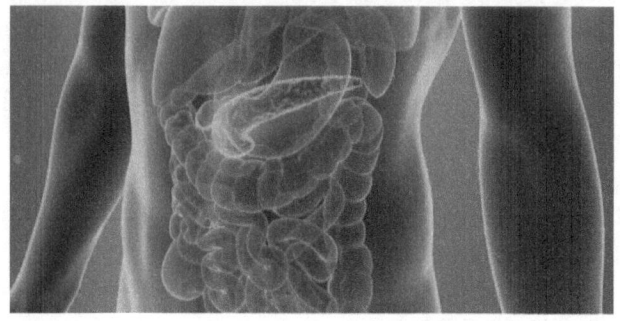

Capítulo 52. Enfermedad Celíaca

Mejor conocida como "alergia al gluten", la enfermedad celíaca es un trastorno del sistema inmune el cual se caracteriza por producir daños en el intestino delgado tras la ingesta de cualquier alimento que contenga gluten. El gluten es un tipo de proteína vegetal encontrada en granos como el trigo, la cebada, entre otros.

Esta enfermedad, produce una serie de síntomas característicos que van desde hinchazón abdominal, diarrea crónica, vómitos, dolor abdominal, flatulencias fétidas, entre otros.

Algunos historiadores consideran a esta enfermedad tiene una antigüedad de unos 9000 años de existencia, tan antigua como el inicio de la agricultura en el período neolítico, cuando el hombre comenzó a plantar cultivos de granos. Sin embargo, es difícil precisar tal afirmación.

De lo que si estamos seguros, es que la primera descripción sobre esta enfermedad es un poco más reciente. Fue realizada en el siglo I d. C., por el médico griego Areteo de Capadocia quien escribió un texto relatado "El afecto celíaco". Areteo además incluyó el término griego "*koiliakos*" luego de "*koelia*" que significa abdomen. Sin embargo, a pesar de la descripción realizada por este médico griego, la enfermedad celíaca pasó al olvido durante muchos siglos.

Finalmente, llegado el siglo XIX, vuelve a surgir el interés científico por esta condición, cuando el médico Mathew Baillie, hace sus propias observaciones sobre esta enfermedad. Baillie, describe cuidadosamente los síntomas de la enfermedad celíaca y además sugiere un tratamiento dietético para evitar los síntomas. Aunque fue un importante avance, las descripciones de Baillie no despertaron el interés científico suficiente.

No fue sino hasta el año 1888 cuando Samuel Gee, quien entonces era un prominente pediatra, hace sus propias observaciones sobre la enfermedad celíaca captando finalmente la atención de la comunidad científica. Gee, además, señaló nuevamente la necesidad de una corrección en la dieta.

En el año 1920, surge lo que se conocería como la dieta ideal para combatir los síntomas de la enfermedad celíaca, la dieta del plátano. Por supuesto, la dieta fue exitosa porque no se comía otra cosa que no fuese plátano. Hasta entonces no se conocía con exactitud, la causa de la enfermedad celíaca.

No fue sino hasta la década de 1950, cuando el científico holandés Wim Dicke, demostrara que la proteína de trigo era la culpable

Entre 1954 y 1995, Paulley y Royer identificaron las características histológicas de la enfermedad.

El diagnóstico confiable fue aportado un año más tarde por el científico Shiner. Hoy día, el diagnóstico cuenta con varias pruebas de laboratorio y el tratamiento aún consiste en una dieta libre de gluten.

Capítulo 53. Anorexia Nerviosa y Bulimia

Hoy día entendemos por "anorexia nerviosa" a un trastorno de la alimentación el cual se caracteriza por sufrir de un intenso temor a aumentar de peso, así como una percepción distorsionada de la autoimagen y el peso corporal, lo cual ocasiona que se evite en lo posible consumir cualquier alimento. Sin embargo, la evitación de alimentos de forma voluntaria, lleva varios años entre nosotros.

De hecho, las primeras descripciones se registran en la Edad Media, especialmente entre el siglo XIII y el siglo XVI, cuando la inanición era considerada un signo de espiritualidad. Curiosamente, ya en estos años, la anorexia con fines espirituales, era predominante en las mujeres, así como lo es la anorexia nerviosa de nuestros días.

Años más tarde en 1770, el inglés Richard Morton, publicaría una monografía llamada *"Phthisiologia o un Tratado de Consumos"* con una postura muy diferente. Morton afirmaba que la restricción de alimentos autoimpuesta, se trataba de un "estado enfermo" suponiendo una causa psicológica. Esto permitió que en el siglo XIX, Sir William Gull, postula por primera vez el término "anorexia nerviosa" en 1873. Por muchos años se pensó como una enfermedad de tipo endocrino.

La anorexia nerviosa, ganó respaldo científico a partir de la década de 1960, cuando se profundiza el conocimiento de este trastorno y la importancia del componente psicológico involucrado.

Por su parte, la bulimia es también otro trastorno alimentario caracterizado por la ingesta de grandes

131

cantidades de comida, pero induciendo al vómito antes de que esta pueda diferirse. En la Edad Media, algunas personas ricas de la época, comían grandes cantidades de comida para luego inducir el vómito y seguir comiendo. Sin embargo, esto no es lo que corresponde con el concepto actual de bulimia.

En realidad, este trastorno alimenticio, es bastante moderno, no fue sino hasta la segunda mitad del siglo XX que fue descrita por primera vez. En el año 1979, la bulimia nerviosa es descrita de forma oficial como una variación de la anorexia nerviosa. Esta descripción fue llevada a cabo por el psiquiatra Gerald Russell. Russell, años antes había reportado informes de pacientes que sufrían este trastorno. Esto lo llevó a realizar alrededor de 30 análisis de casos entre 1972 a 1978, los cuales le permitieron realizar su informe detallado en 1979.

En 1980, se añade el diagnóstico de bulimia nerviosa como trastorno alimenticio oficial a la tercera edición del Manual Diagnóstico y Estadístico de los Trastornos Mentales o DSM.

Capítulo 54. Sarcopenia

La sarcopenia se define como la pérdida de masa muscular y por consecuencia de esto, la pérdida de la potencia en los músculos. Por lo general, esto se produce con el envejecimiento, aunque también ocurrir por llevar un estilo de vida sedentario.

A pesar que esta es una condición bastante común a lo largo de la historia humana, los primeros reportes al respecto fueron publicados en Londres en el año 1931, cuando el neurólogo Macdonald Critchley, afirma la que los músculos, sufren cambios involuntarios a medida que cuerpo comienza a envejecer y cuyas características reflejan un adelgazamiento patológico.

Critchley, quien entonces se encontraba trabajando en el King's College Hospital de Londres, además afirmó que este cambio correspondía a un proceso general de "atrofia senil" que ocurría no solo en los músculos, sino también en otros órganos del cuerpo.

No obstante, no fue sino años más tarde cuando en 1970, Nathan Shock (considerado como el padre de la gerontología), realiza una serie de publicaciones relatando los cambios fisiológicos en relación con la edad. Para ello, Shock, llevó a cabo una serie de estudios a gran escala. Shock señaló que de todos los cambios ocurridos en la fisiología del adulto mayor, el más dramático parecía corresponder a la disminución de la masa muscular. Aunque los estudios de Critchley y Shock, fueron fundamentales para realizar una descripción apropiada, no atribuyeron un nombre a esta condición.

Fue en el año1988 cuando, el científico Irwin Rosenberg, decide aportar mayor seriedad a esta condición muscular y le atribuye el nombre "sarcopenia" que es una palabra de origen griego que proveniente de "*sarx*" que significa carne, y "*penia*" que significa pérdida. El término básicamente significa pérdida o pobreza de la carne. Rosenberg, otorgó este término en una importante reunión científica en Albuquerque en Nuevo México, tomando las recomendaciones del científico Morley. Es por esta razón que algunos científicos atribuyen a Rosenberg haber realizado las primeras descripciones de la sarcopenia.

Hoy día, es aún algo difícil realizar el diagnóstico, debido a que no hay criterios aceptados para medir la masa muscular, y tampoco se ha establecido valores estándar de su normalidad. También el tratamiento es algo controversial hoy día, las medidas actualmente establecidas están orientadas a recuperar la pérdida de masa muscular.

Se emplean estrategias como una dieta rica en proteínas y aminoácidos, iniciar rutinas de ejercicio físico de resistencia, terapia hormonal de reemplazo siempre que sea necesario, entre otras.

Capítulo 55. Dislipidemias

Se conoce como dislipidemia a todas aquellas alteraciones de los niveles de lípidos o grasa en la sangre, los cuales representan un riesgo para desencadenar otros problemas de salud.

Se conoce como grasas en la sangre al colesterol de alta densidad y los triglicéridos que desde el momento de su descubrimiento han ocasionado grandes controversias sobre su riesgo de ocasionar enfermedades cardiovasculares cuando se encuentran en niveles elevados en la sangre.

Desde el siglo XVII y el siglo XVIII, fueron identificados los lípidos en sangre, reconociendo que estos eran incluidos a través de la alimentación. Los científicos encargados de estos hallazgos fueron Robert Boyle, Poulletier de la Salle, entre muchos otros. A estos se le atribuye haber realizado las primeras observaciones de la química moderna de los lípidos.

El científico químico Chevreul, identificó una serie de ácidos grasos en sus estudios, a los que sugirió el nombre de "colesterina", compuesto encontrado en la vesícula biliar. No obstante, aún no se tenía una noción clara del efecto de las grasas en la salud.

Las principales controversias iniciaron cuando a principios del siglo XX en el año 1910, un equipo de científicos descubre que las placas ateroscleróticas del hombre contienen colesterol. Esto llevó a que en el año 1913, se realizara un estudio en conejos, administrándoles una dieta rica en grasas, afirmando que los conejos desarrollaron pronto aterosclerosis.

Finalmente, Rudolph Schoenheimer en 1933, demuestra que el colesterol se sintetiza en el cuerpo humano y también se incorpora en la dieta. Sin embargo, este proceso no fue aclarado sino hasta el año 1950 por Konrad Bloch y Feodor Lynen, quienes obtuvieron el Premio Nobel por sus descubrimientos. Gracias a estos estudios, se logró profundizar más en el conocimiento de las grasas en la sangre y en 1951 Paul Dudley White, relacionaron los ataques cardiacos con factores de riesgo, incluyendo el colesterol alto.

En 1955 el médico John Gofman precisa que el colesterol que ocasiona problemas cardiovasculares, es el colesterol de alta densidad o LDL.

A lo largo de la segunda mitad del siglo XX, el efecto de las grasas sobre la salud cada vez más claro, gracias a una serie de estudios. En la década de 1980, se identifican las ventajas del uso de estatina para contrarrestar los niveles de lípidos sanguíneos.

En 1994, es demostrado finalmente que el uso de las estatinas disminuye los ataques al corazón prolongando la expectativa de vida. Hoy día, se entiende que corregir los factores de riesgo es el mejor tratamiento contra la dislipidemia, por ejemplo, una dieta balanceada y actividad física regular.

Capítulo 56. Síndrome Metabólico

Lo que es entendido hoy día como síndrome metabólico, es a un grupo de afecciones que predisponen a la aparición de enfermedades crónicas como la diabetes mellitus tipo 2 y la hipertensión arterial. Esta afección aunque es clínicamente un síndrome antiguo, tiene un origen histórico bastante reciente.

A partir del siglo XX, comenzó a estudiarse a profundidad las enfermedades y sus consecuencias. Uno de estos estudios, fue realizado por el científico Joslin quien en 1921 se convierte en el primero en describir la relación entre la diabetes mellitus con la hipertensión y la hiperuricemia. En el año 1923, se ampliaron los hallazgos realizados por Joslin.

Algunos años más tarde, otra investigación realizada por el científico francés Vague en el año 1947, notó una relación que hasta el momento había pasado desapercibida. Vague describió que la obesidad que predominaba alrededor del abdomen, aumentaba el riesgo de sufrir de diabetes, aterosclerosis, entre otras.

Los años siguientes fueron años de avances y descubrimientos respecto al síndrome metabólico y su potencial para desencadenar otras condiciones de salud, sin embargo, todavía no había sido otorgado un nombre oficial.

No fue sino hasta el año 1977, cuando Herman Haller, introduce el término "síndrome metabólico", el cual englobaba la obesidad, elevados niveles elevados de lípidos, ácido úrico y glucosa en sangre. Sin embargo, algunos historiadores, afirman que el término ya se había utilizado desde 1950, pero fue Haller quien lo popularizó para este conjunto de trastornos.

El conocimiento actual que tenemos sobre el síndrome metabólico, fue principalmente aportado por el científico Gerald M. Reaven en el año 1988, cuando postuló la resistencia a la insulina como un factor que se encontraba latente en el síndrome metabólico. Además, otorgó el nombre de "síndrome x". Debido a sus declaraciones, el síndrome metabólico en ocasiones también recibe el nombre "síndrome de Reaven".

Algunos años después, la Organización Mundial de la Salud (OMS), define por primera vez criterios para el diagnóstico del síndrome metabólico. Los años siguientes y hasta la actualidad, se continúan perfeccionando y unificado los criterios para el síndrome metabólico en conjunto con sociedades de salud internacionales.

Hoy día, el pilar del tratamiento consiste en un cambio de hábitos orientados a la pérdida de peso y un estilo de vida saludable. Principalmente, se deben tratar las enfermedades subyacentes del síndrome metabólico como la diabetes, hipertensión, hiperinsulinemia, y niveles elevados de colesterol, ácido úrico y azúcar. El tratamiento, es personalizado de acuerdo al paciente.

Capítulo 57. Esteatosis Hepática

Muchas de las enfermedades metabólicas y endocrinas, fueron descubiertas a partir del siglo XX cuando la industrialización y los intercambios culturales tuvieron una modificación directa sobre los hábitos de las personas. La esteatosis hepática, mejor conocida como "hígado graso" es una de las patologías del siglo XX.

La esteatosis hepática ocurre debido a una acumulación excesiva de grasa en el hígado. Lo caracterizan síntomas poco específicos, como pérdida de apetito, agotamiento o fatiga, picazón en la piel, dolor abdominal, coloración amarilla en piel y mucosas, hinchazón, confusión, aumento del tamaño de los senos en hombres entre otros.

Las primeras descripciones de esta enfermedad se atribuyen al científico Samuel Zelman, el cual en el año 1952 observó un caso en el cual una persona obesa no alcohólica, tenía en su hígado una cobertura de grasa más grande de lo normal. Inicialmente, cuando se descubrió el hígado graso, se le atribuía a las personas con problemas de alcoholismo, sin embargo, gracias a las observaciones de Zelman, se determinó que esta no era la única causa.

Esto fue mucho más claro años más tarde cuando en el año 1980, el científico Jurgen Ludwig en conjunto con un equipo de colegas de la Clínica Mayo, incluyeron el término "esteatohepatitis" con el fin de crear conciencia sobre el daño que ocasiona la grasa sobre el hígado. No obstante, los efectos que Ludwig buscaba, no se hicieron notar sino hasta una década más tarde cuando en el año 1990, se da inicio una serie de investigaciones respecto a la esteatosis hepática.

De igual manera, distintas comunidades internacionales de salud, comenzaron a realizar reuniones para unificar criterios. Esto comenzó a ocurrir alrededor del año 1998. En el año 2002, comienza a utilizarse el término "Enfermedad del hígado graso no alcohólico" realizando así una clasificación más apropiada.

No fue sino hasta el año 2005, cuando el Comité de Patología de la Red de Investigación Clínica, que fueron establecidos criterios precisos para realizar un diagnóstico eficiente. Hoy día se conserva las medidas terapéuticas establecidas. El objetivo del tratamiento sigue siendo eliminar los factores de riesgo, restringiendo el consumo de bebidas alcohólicas, promover la pérdida de peso haciendo cambios en la dieta, especialmente disminuyendo el consumo de grasas.

A finales del siglo XX y principios del siglo XXI, se añade al tratamiento el uso de medicamentos para disminuir los niveles de grasa en sangre y cirugías en caso de ameritarlo.

Capítulo 58. Tejido adiposo como órgano endocrino

El tejido adiposo, es básicamente el tejido de nuestro cuerpo en el cual se almacena la grasa, por su parte, un órgano endocrino se define como un órgano capaz de secretar una sustancia la cual ejerce una función en órganos distantes. El conocimiento del tejido adiposo como órgano endocrino, es en realidad bastante reciente.

Tan solo a partir de la primera mitad del siglo XX fue que despertó el interés de los investigadores cuando demostraron que las personas obesas, mueren a menor edad que aquellas que tienen menos grasa corporal.

Los primeros estudios sobre el tejido adiposo, consistían en describir la actividad metabólica del tejido adiposo. Para esto, fue necesario realizar estudios experimentales en ratas. Los estudios sobre el tejido adiposo cobraron fuerza entre los años 1940 y 1960, años en los cuales se llevaron a cabo una serie de estudios in vitro donde se buscó comprender su composición, vías metabólicas, origen embrionario, entre otras.

Aunque fueron posibles algunos hallazgos en estos años, no fue sino hasta el año 1964 cuando el bioquímico Martin Rodbell, realiza el primer experimento donde fue posible aislar con éxito las células maduras del tejido adiposo de manera exitosa. Estas células, reciben el nombre de "adipocitos". No cabe duda que los hallazgos de Rodbell, impulsaron el conocimiento del tejido adiposo, sin embargo, pasaron varios años antes de comprender su efecto como órgano endocrino.

No obstante, ya alrededor del año 1969, el investigador Coleman, sugirió que el apetito, no era un factor meramente psicológico. Coleman afirmaba que también existía un factor orgánico que se encargaba de regularlo.

Con la llegada del año 1987, el tejido adiposo comienza a considerarse como el sitio principal en el cual se producen esteroides sexuales y el cual interviene en su metabolismo. Este estudio fue llevado a cabo gracias al científico Pentti K. Siiteri y su equipo. A partir de este momento, el tejido adiposo pasa a convertirse en un órgano endocrino y no solo un reservorio de energía corporal.

Este conocimiento fue aún más claro en el año 1994, cuando un grupo de científicos identifica por primera vez la leptina, una hormona producida en el tejido adiposo cuya función es regular el apetito, afirmando las teorías de Coleman. Los años siguientes ha sido posible identificar otra serie de moléculas producidas por el tejido adiposo las cuales tienen una importante actividad biológica como los péptidos bioactivos, conocidos como adipocinas.

Actualmente, tenemos mayor comprensión del tejido adiposo como órgano endocrino y continúan realizándose más investigaciones.

Capítulo 59. Obesidad

Todos estamos de acuerdo que la obesidad es una condición muy antigua. De hecho, existe una famosa escultura en el museo de Naturhistorisches en Viena, llamada "la Venus de Willendorf" cuyos rasgos son rechonchos y obesos con senos colgantes y prominentes. Esta escultura de aproximadamente de 25.000 años de antigüedad. Así que podemos asumir, que mientras haya existido el alimento, existió también la obesidad.

Hipócrates señaló hace 2000 años, que la muerte súbita, es más frecuente en personas obesas que en delgados. Asimismo, propuso modificar algunos hábitos diarios. No podemos olvidar mencionar, que la obesidad durante mucho tiempo, se consideró como un atributo especial de la riqueza y el estatus social. Esto se ejemplifica en el arte, donde vemos pinturas renacentistas como las de Miguel Ángel, donde la mayoría de los personajes eran carnosos y corpulentos. También alrededor del siglo XVII, el pintor Rubens, demuestra especial interés en las obras con mujeres redondas y claramente obesas.

Por supuesto, la obesidad no tardaría en volverse el objeto de estudio para la comunidad científica de la época.

En el año 1760, el inglés Malcolm Flemyng, hace una afirmación controversial, declarando que la obesidad obstruye el ejercicio libre de las funciones y acorta la vida y debe considerarse una enfermedad. Durante estos años, se recomendaba utilizar un extraño remedio contra la obesidad, el cual consistía en una mezcla de jabón y vinagre de manzana.

Más tarde, William Wadd en el año 1810, señala que aunque el aumento de riquezas y refinamiento ha logrado disminuir la peste, parece haber aumentado los trastornos nerviosos y la gordura. Durante el siglo XIX, diversos médicos realizaron importantes observaciones sobre las consecuencias de la obesidad en la salud. También los investigadores de la época, se dieron cuenta que el peso estaba relacionado con la edad y la estatura, y que no era necesaria una escala que permitiera reconocer la obesidad. Es cuando el belga Alphonse Quetelet, desarrolla el "índice de masa corporal" también conocido como "índice de Quetelet", quien fue el primero en utilizar la medición de la altura y el peso para definir al hombre promedio.

En los primeros años del siglo XX, William Osler, atribuye que la obesidad ocurre por "comer demasiado", sin embargo, no especificó qué tipo de alimentos. Asimismo, los inicios del siglo XX, revelaron que el aumento del peso, estaba vinculado con mayores índices de mortalidad.

Las causas de la obesidad fueron descritas entre el siglo XIX y el siglo XX, demostrando causas nutricionales, psicológicas, tumorales, entre otras. Asimismo, fue posible desarrollar tratamientos específicos para cada caso.

Capítulo 60. Leptina y adiponeptinas

La leptina es una hormona producida por el tejido adiposo. Es conocida como la hormona encargada de controlar o regular el deseo de comer. Principalmente ella se encarga de bloquear el deseo de comer y estimular el gasto energético para regular el peso corporal. Básicamente, la leptina es la hormona que nos permite sentir que estamos saciados después de comer.

Por su parte, las adiponectinas, son factores que son también secretadas por el tejido adiposo, ejerciendo funciones reguladoras en el cuerpo. Principalmente, se encargan de estimular la oxidación de las grasas en el cuerpo para reducir los triglicéridos en la sangre, además, mejoran el metabolismo del azúcar aumentando la sensibilidad a la insulina.

Esto lo conocemos hoy, sin embargo, hasta hace algunos años esto era totalmente desconocido. Tanto la leptina como las adiponectinas, tuvieron un descubrimiento reciente y ambas historias tienen un origen similar.

Es a partir del año 1950, donde inicia la historia de la leptina y las adiponectinas cuando accidentalmente es encontrado en un grupo de ratones, una cepa que producía aumento del apetito, obesidad, lentitud y niveles elevados de azúcar en la sangre.

Este descubrimiento fue realizado en el laboratorio de Jackson en Bar Harbor en Maine. A esta cepa se le llamó cepa ob/ob. Poco tiempo después, en el año 1965 el mismo laboratorio descubrió una nueva cepa similar, pero con los síntomas y signos más acentuados que la anterior, así que esta se denominó db/db.

Por supuesto, aún no se conocía la razón por la cual estos ratones presentaban características tan peculiares. De modo que en el año 1973, Douglas Coleman, que se encontraba trabajando en este laboratorio, llevó a cabo una serie de experimentos para determinar la causa del comportamiento de estos ratones. Los experimentos de Coleman, demostraron que existía una sustancia que regulaba el apetito, la cual no se encontraba en los ratones que tenían el comportamiento inusual.

Estos experimentos permitieron ampliar la visión que se tenía del apetito, sin embargo, debían pasar varios años para que las técnicas de ingeniería genética se perfeccionaran. Fue en el año 1994, cuando finalmente, Jeffrey Friedman, localizó la mutación genética que tenían estos ratones, y además, pudo identificar la leptina como la sustancia que regulaba el apetito.

No pasó mucho tiempo para que también la adiponectina fuese descubierta. En el año 1995, Scherer y su equipo, describe por primera vez la adiponectina en el Instituto Whitehead de Investigación Biomédica de Cambridge. Hoy día continúan los estudios e investigaciones sobre la leptina y la adiponectina.

Capítulo 61. Hiperuricemia y gota

La gota, es una dolencia cuyos antecedentes históricos se remontan a 7000 a. C., cuando fue identificada en el dedo gordo del pie, en una momia ubicada en un antiguo cementerio de Egipto.

Entre las primeras descripciones realizadas respecto a la gota, destacan las descripciones de Hipócrates, alrededor del año 400 a. C., quien realiza importantes observaciones ordenadas en una tabla de aforismos, la cual todavía está en vigencia en la actualidad.

Algunos años más tarde, alrededor del año 200 d. C., otro investigador conocido como Areteo, propuso que la causa de la gota se debía a una toxina en la sangre. No estaba tan alejado de la realidad, aunque aún debían pasar varios años hasta descubrir el ácido úrico. Entre los siglos siguientes, importantes médicos de la antigüedad como Galeno y Alejandro de Tralles, realizaron sus propias observaciones sobre esta patología.

Sin embargo, el término "gota" se introdujo en el año 1200 por el historiador francés Geoffroi de Villehardouin, quien relataba la historia de un conde que sufría de gota en sus pies y tobillos.

Posteriormente, ya en el año de 1683, es clasificada la gota de acuerdo a su cronicidad, es decir, se estableció la diferencia entre la forma crónica y la aguda. Esto fue realizado por Thomas Sydenham, el cual sufría también de gota.

Poco tiempo después, Leeuwenhoek, describe por primera vez la presencia de cristales en un tofo gotoso. En el año

1797, el científico Wollaston, descubre que estos cristales contienen ácido úrico.

El tratamiento de la gota a base de colchicina, se utilizaba alrededor del año 600, por supuesto, mediante el uso de plantas del género *Colchicum*. Sin embargo, cobró mayor relevancia cuando en el año 1700 aproximadamente, Anton de Storck redescubre sus efectos y sugiere su uso.

No obstante, pasaron algunos años antes de que la colchicina, se empleara como tratamiento de forma oficial. Al menos en los Estados Unidos, fue introducido en el año 1814 por Benjamin Franklin.

A pesar de los hallazgos científicos, todavía se desconocía la causa de la gota. No fue sino hasta el año 1859, cuando Alfred Baring Garrod, descubre que las personas que sufren de gota, tenían también niveles elevados de ácido úrico en la sangre. Esto es lo que se conoce con el nombre de "hiperuricemia".

A lo largo del siglo XX, se realizaron una serie de estudios que permitieron describir las alteraciones metabólicas que ocasionan gota. Asimismo, se desarrollaron nuevos medicamentos como el alopurinol capaz de bloquear el aumento de los niveles de ácido úrico en sangre.

Hoy día, sin embargo, el tratamiento e elección consiste en el uso de antiinflamatorios no esteroideos.

Capítulo 62. Páncreas Endocrino

El páncreas, parece tener una historia algo confusa debido a que a través del tiempo se han perdido algunos detalles de su descubrimiento. Por ejemplo, el término "páncreas" proviene de dos palabras griegas *"pan"* que significa todo, y la palabra *"kreas"* que significa carne, es decir, "toda carne", hoy día podríamos afirmar que su nombre fue otorgado en base a su aspecto uniforme, sin embargo, todavía es incierto afirmar quién fue el primero en describir este órgano y por qué le atribuyó ese nombre.

Algunos historiadores coinciden que su descripción inicial fue realizada por Herófilo de Calcedonia alrededor del siglo IV a. C., no obstante, sus trabajos no fueron conservados a través del tiempo. Otros historiadores afirman que Aristóteles pudo haber realizado la descripción inicial del páncreas. Quizá jamás lo sabremos con exactitud.

En cuanto a los avances científicos modernos sobre el páncreas destacan las descripciones de Johann Georg Wirsüng, en el año 1642, el cual realizó importantes grabados de cobre del conducto pancreático ayudándole a describir la anatomía del órgano. También señaló teorías acerca de su funcionamiento. Es por esta razón que el conducto pancreático recibe el nombre de "conducto de Wirsüng", en honor a su descubridor.

Algunos años después en 1724, fue descubierto el conducto pancreático accesorio por el científico Giovanni Domenico Santorini. También este conducto recibió el epónimo "conducto de Santorini".

Bien, la función de este órgano, no se hizo a conocer sino hasta el siglo XVII, cuando Regnier de Graaf, descubre su papel en los procesos digestivos.

La función del páncreas como órgano endocrino, comenzó a identificarse a partir del año 1869, cuando Paul Langerhans descubre un grupo de células distintas a las involucradas en funciones digestivas. Estas eran pequeñas células poligonales que forman islotes.

No obstante, no se precisó entonces la función de estos islotes pancreáticos. En el año 1893, el histólogo Gustave-Édouard Laguesse, presume que estos islotes podrían tener una función endocrina y además, les atribuye el nombre "islotes de Langerhans".

Estas teorías, impulsaron en entre el siglo XIX y XX, la teoría que la diabetes era ocasionada por la ausencia de una hormona que debía ser producía en los islotes de Langerhans.

Esta afirmación, fue respaldada por una investigación realizada en el siglo XIX, en la cual demostraron que tras la extracción del páncreas, los animales desarrollan diabetes.

Aunque todavía no se había aislado la hormona, el científico Edward Albert Sharpey-Schafer, decidió llamar a esta hormona hipotética "insulina".

A lo largo del siglo XX, se realizaron estudios infructuosos procurando aislar la hormona pancreática desconocida. No fue sino hasta el año 1922, cuando Banting, Best y Collip, finalmente aíslan a la insulina, demostrando definitivamente que al páncreas como un órgano endocrino.

Capítulo 63. Insulinoma

Se define como Insulinoma a un tumor que se forma a partir de un tipo de célula del páncreas conocida como células beta encontrados en los islotes de Langerhans. Estos tumores, por lo general son benignos, es decir, que no producen cáncer, sin embargo, ellos se mantienen secretando insulina lo que a su vez ocasiona niveles bajo de azúcar en la sangre.

La primera vez que fue descubierto un adenoma pancreático, fue en el año 1902 por el científico Albert George Nicholls, quien halló el tumor accidentalmente mientras realizaba una autopsia. Por supuesto, todavía no se había aislado la insulina, así que los hallazgos consistían en la observación de células tumorales en los islotes de Langerhans.

Lo que hoy conocemos como insulinoma, fue descrito por primera vez por el científico Wilder y su equipo, en el año 1927 cuando se encontraban trabajando en la Clínica Mayo. Este equipo, observó un tumor en los islotes pancreáticos, en un paciente que además tenía bajos niveles de azúcar en la sangre. Gracias a sus observaciones, el grupo de investigadores propuso llamar a este tumor con el nombre de "insulinoma". El nombre, indicaba un tumor capaz de secretar insulina, una hormona descubierta en el año 1922.

Luego del descubrimiento llevado a cabo por Wilder y su equipo, dos años más tardes, el cirujano Graham pone en práctica un procedimiento quirúrgico orientado a extirpar el insulinoma, convirtiéndose en la medida terapéutica más efectiva y la cual sigue poniéndose en práctica en nuestros días.

A medida que el siglo XX seguía avanzando, también se afinaron las descripciones sobre el insulinoma. En el año 1938, Whipple, realiza una descripción detallada sobre las manifestaciones clínicas del insulinoma. Con estas observaciones, Whipple establece una triada precisa para sospechar de la presencia de insulinoma. La triada incluía síntomas neurológicos propios de los niveles de azúcar baja en sangre, además, señalaba que el valor de la medición del azúcar debía encontrarse por debajo de 50 mg/dl y cuyos síntomas debían aliviarse inmediatamente luego de consumir azúcar.

Algunos años más tarde, el científico Wermer, describe una familia que sufría neoplasia endocrina múltiple de tipo 1 (o MEN1), la cual estaba asociada a insulinomas y gastrinomas.

En el año 1996, es realizada exitosamente la primera cirugía laparoscópica para extirpar un insulinoma pancreático.

Hoy en día, todavía se considera a los insulinomas como un tumor raro, el tratamiento aún consiste en la resección quirúrgica por vía laparoscópica siempre que sea posible.

Capítulo 64. Diabetes Mellitus

Las primeras descripciones de la diabetes mellitus tienen un origen bastante antiguo, cuando alrededor de 3000 años a. C., los egipcios describieron un conjunto de síntomas que correspondían a la diabetes mellitus de nuestros días. Las descripciones egipcias señalaban una sed excesiva, hambre insaciable y el aumento de la frecuencia de micciones.

Otros reportes antiguos datan del año 400 d. C., en relatos de médicos de la India. En los reportes indios la diabetes recibía el nombre de *"madhumeha"*, que significa orina de miel, debido a que tenía la capacidad de atraer a las hormigas. Esta condición, fue utilizada como método para diagnosticar la diabetes a través de las hormigas.

Sin embargo, el término "diabetes" ya se había utilizado desde el siglo III a.C., cuando Apolonio de Memphis introduce el término. Aunque también se presume que fue Areteo Capadocio quien sugirió el nombre, por lo que su origen, no es muy claro.

Los griegos, son los primeros en notar que había un conjunto de síntomas similares que no atraía a las hormigas, y por lo tanto se clasificó como "diabetes insípida", una patología diferente a la diabetes mellitus.

A finales del siglo XVIII, un médico inglés descubre la relación dela diabetes mellitus y las lesiones en el páncreas, asociando que este puede ser el órgano causante. Antes de esto, se pensaba que era un trastorno de origen renal.

Matthew Dobson, confirma años más tarde en 1776 que la orina de las personas con diabetes tenía un sabor dulce.

El siglo XIX, demostró la carencia de información que se tenía sobre la diabetes, no existía un tratamiento efectivo, las personas que tenían los síntomas morían a las pocas semanas o meses de su aparición.

Tras el descubrimiento de los islotes de Langerhans en 1869, se desencadenó una serie de estudios que permitieron conocer mejor a esta patología. Un ejemplo, fue el estudio llevado a cabo por von Mering y Minkowski en 1889, cuando extrajeron el páncreas a un grupo de perros, los cuales luego de esta cirugía, desarrollaron diabetes y murieron al poco tiempo. Esto confirmó las hipótesis planteadas en el siglo XVIII.

En el año 1921, los investigadores Banting, Best y Collip, demuestran que la diabetes mellitus es causada por la ausencia de una hormona pancreática todavía no descubierta. Al año siguiente, este mismo equipo de investigadores descubre la hormona pancreática conocida como insulina.

Los métodos diagnósticos efectivos se pusieron en marcha a partir del siglo XX, cuando se estableció la medición del azúcar a través de las tiras de orina y las pruebas sanguíneas.

Los medicamentos para disminuir el azúcar en la sangre estuvieron disponibles a mediados del siglo XX, y la primera insulina humana fue fabricada por Graham Bell en 1980. Estos tratamientos siguen en vigencia hoy día.

Capítulo 65. Diabetes tipo MODY

La diabetes conocida como tipo MODY, debe su nombre a la representación de sus siglas en inglés "Maturity Onset Diabetes of the Young", que significa "Diabetes de inicio en la madurez de los jóvenes". Este es un tipo de diabetes que se asemeja a la diabetes mellitus tipo 2 y suele afectar principalmente a las personas menores de 25 años de edad. Está asociada a una serie de alteraciones genéticas con herencia autosómica dominante. A diferencia de la diabetes mellitus tipo 2 que conocemos en jóvenes obesos, la diabetes tipo MODY, puede ocurrir en jóvenes de peso normal. Además, durante los primeros años de su diagnóstico no suele requerir el uso de insulina a diferencia de la diabetes mellitus tipo 1.

La primera vez que se sospechó de la existencia de un tipo de diabetes familiar fue en el año 1928 cuando el científico J. M. Cammidge afirmó que la posibilidad de una alteración genética podía estar ocasionando algunos casos de diabetes. Años antes, esta afirmación había sido sugerida, por el físico Rondolet.

Como tal, las primeras descripciones oficiales sobre la diabetes tipo MODY, fueron realizadas en el año 1974 por los científicos Tattersall y Fajans, quienes observaron una serie de casos que presentaban una forma leve de diabetes en jóvenes sin obesidad. Fajans, en el año 1973, trató a 45 pacientes con diabetes y demostró que la intolerancia a los carbohidratos no había progresado tras la administración de sulfunilureas como tratamiento. Además, identificó que de estos 45 pacientes, al menos 43 tenían al menos un familiar e primer grado que también sufría de diabetes. Por su parte, Tattersall, también realizó la misma observación de forma independiente en el año 1974. De esta forma, estos investigadores comenzaron a utilizar el nombre MODY, para describir este tipo de diabetes.

Mientras tanto, en París, el científico Lestradet, realizaba también las mismas descripciones en 1973, aunque sus hallazgos no fueron tan llamativos como los de Tattersall y Fajans. Antes de las observaciones de Tattersall y Fajans, se administraba insulina a todos los pacientes jóvenes con diabetes, por lo cual, no fue sencillo realizar la distinción de la diabetes tipo MODY y otros tipos de diabetes en jóvenes, así como la elección del tratamiento más acorde.

Entre los hallazgos de Tattersall, destacó que la mayoría de los pacientes que se encontraba estudiando, eran descendientes de un inmigrante de Prusia llamado Christopher Rinke. Algunos años más tarde, esta familia recibió el nombre de "pedigrí R-W" por Rinke-Wiegand. Confirmando aún más la presencia de un componente genético hereditario.

Hasta nuestros días, ya se han descrito 13 subtipos distintos de diabetes tipo MODY.

Capítulo 66. Diabetes tipo LADA

Se conoce como diabetes tipo LADA, a la diabetes autoinmune latente en adultos, en ocasiones recibe el nombre de diabetes tipo 1.5 o diabetes doble. El término "LADA" es el acrónimo de sus siglas en el inglés "Latent Autoimmune Diabetes in Adults", por lo que también puede ser conocida como "DALA", por sus siglas en español.

En fin, la diabetes tipo LADA, es un tipo de trastorno autoinmune de origen genético, es decir, que el sistema inmune del paciente ataca a las células beta de su propio páncreas. Esto ocasiona que no se produzca insulina adecuadamente, sin embargo, esto puede ser un proceso lento y progresivo por lo que puede pasar mucho tiempo antes que se detecte los síntomas.

Los primeros indicios de una enfermedad autoinmune capaz de ocasionar diabetes, surgieron en el año 1974 cuando Gian Franco Bottazzo, Alejo Florin-Christensen y Deborah Doniach, se encontraban realizando investigaciones en el Departamento de inmunología del Middlesex Hospital Medical School en Londres.

Gracias al desarrollo de la técnica de inmunofluorescencia, este equipo de investigadores logró identificar a los anticuerpos que atacaba a las células de los islotes pancreáticos, en un grupo de 13 pacientes que sufrían de deficiencias multiendocrinas, debido a procesos autoinmunes. Los anticuerpos, son una especie de proteína, producida por células del sistema inmunológico encargadas de reconocer sustancias potencialmente dañinas y estimular su eliminación. De modo, que este hallazgo, dejó en evidencia, un tipo de diabetes ocasionada por una alteración del sistema inmune.

No obstante y pese a tan notable observación, el concepto de la diabetes mellitus autoinmune latente que conocemos hoy día, no fue establecido sino hasta varios años después cuando en la década de 1990, Tiinamaija Tuomi junto con su equipo de investigadores, realizaron observaciones más detalladas al respecto. El estudio se llevó a cabo en la Universidad de Monash, en Australia, en donde el equipo de investigadores estudió a 102 pacientes mayores de 35 años, quienes habían iniciado diabetes pero sin producir cuerpos cetónicos y no dependientes de la insulina como tratamiento.

En este grupo de pacientes, pudo demostrarse un tipo de enfermedad inmunológica que estaba atacando las células de los islotes pancreáticos y cuya evolución de la patología era lenta. Los investigadores propusieron a partir de sus hallazgos ajustar la clasificación de la diabetes para incluir esta modalidad de presentación.

Poco tiempo después, se determinó que los anticuerpos que afectaban al páncreas, también estaban presentes en los diabéticos dependientes de insulina. Se les comenzó a llamar autoanticuerpos GAD65.

Capítulo 67. Insulinas

El descubrimiento de la insulina, fue un hallazgo que permitió el avance del tratamiento de la diabetes y salvó a miles de personas. A comienzos del siglo XX, cuando todavía no se había logrado identificar, los médicos Joslin y Allen, aconsejaban a sus pacientes, hacer dietas de ayunos y restricción calórica para tratar la diabetes. Esto naturalmente, mejoró los niveles de azúcar en la sangre, sin embargo, no era un tratamiento suficiente.

Antes del aislamiento de la insulina, ya se tenía conocimiento de una hormona que era producida por el páncreas que regulaba los niveles de azúcar, aunque no se había logrado identificar, ya se le había otorgado el nombre de "insulina".

Finalmente, llegado el año 1922, se hizo notar el descubrimiento de la insulina. El hallazgo fue llevado a cabo por el cirujano ortopédico Frederick Banting, quien junto con su equipo, estuvo haciendo experimentos con perros desde el año 1921, buscando aislar la hormona pancreática desconocida. Los experimentos de este equipo, consistían en extraer el páncreas de un grupo de perros y preparar una especie de licuado pancreático, tras lo cual se les inyectaba. Los resultados demostraron que los perros no morían de diabetes tras la administración del licuado pancrático.

Ese mismo año se probó la administración de insulina de perro recién descubierta, en el primer paciente humano. Se trataba de un joven de 14 años llamado Leonard Thompson, quien moría a causa de la diabetes. Los resultados fueron muy alentadores ya que a pesar de haber sufrido una reacción alérgica a la insulina de perro, la glucosa en su sangre disminuyó rápidamente, mejorando también el resto de los síntomas.

Naturalmente, esto equipo de investigadores conformado por Banting, Best y Macleod, recibió el Premio Nobel por sus importantes hallazgos.

Como era de esperarse, poco tiempo después, diversos investigadores comenzaron a desarrollar insulina a partir de páncreas de animales, aunque no lograban alcanzar la potencia esperada. Además, se enfrentaban ante el problema que debían administrar la insulina varias veces al día para que esta pudiera ser efectiva contra los niveles de azúcar. Así que en la década de 1930, el químico HC Hagedorn, logró alargar el tiempo de duración de la insulina. Con esto se introdujo al mercado una insulina de origen animal que además tenía una duración de 24 a 36 horas.

Varios años más tarde, en 1978, David Goeddel y su equipo, lograron preparar por primera vez insulina humana, gracias a los avances genéticos. Esta comenzó a comercializarse como Humulin ® R (o rápida) y N (o NPH, con acción intermedia).En 1996, Lispro surge como el primer análogo de la insulina con acción corta.

Durante inicios del siglo XXI, todavía continúa perfeccionándose los tipos de insulina como tratamiento para la diabetes.

Epílogo

La endocrinología es la ciencia médica que se encarga del estudio de la anatomía, fisiología y fisiopatología de los órganos endocrinos. A través de este libro pudimos dar un vistazo a lo que fue el nacimiento y evolución de esta subespecialidad médica hasta el presente y tener una perspectiva de su futuro.

El pasado de la Endocrinología

El estudio de la endocrinología ha estado presente desde los inicios más remotos de la humanidad, aunque en las eras más antiguas los primeros hallazgos endocrinológicos se centraban en las patologías más que en el funcionamiento normal de las glándulas, sirvieron de basamento para desarrollar asombrosas teorías.

La medicina endocrinológica ha pasado por siglos de controversias, teorías basadas en razonamientos místicos, experimentos absurdos y tratamientos rudimentarios para lograr el conocimiento actual que tenemos sobre la función endocrina de nuestro cuerpo.

A partir de las primeras eras de la historia humana surgieron numerosas teorías, descripciones y tratamientos que dieron el inicio para los modernos conocimientos que tenemos hoy en día.

Los primeros siglos después de Cristo, las descripciones anatómicas ganaron popularidad gracias a anatomistas de renombre como Galeno, Hipócrates, Aristóteles, entre otros, quienes realizaron las primeras descripciones de los órganos endocrinos.

A pesar del gran retraso en la medicina que ocurrió en la Edad Media, con la llegada del Renacentismo, la medicina se revitalizó llevando a serie de importantes hallazgos endocrinológicos.

Con la llegada del siglo XIX, ilustres científicos como Friedrich Henle y Claude Bernard, desarrollaron las primeras teorías endocrinas de lo que hoy conocemos del funcionamiento hormonal. También fue llevado a cabo el primer tratamiento endocrino cuando Charles Brown-Séquard en 1889, se inyectó a si mismo extracto testicular de animales para tratar el envejecimiento masculino. Aunque parecía una idea descabellada, se convertiría en la inspiración terapéutica para trastornos endocrinos de nuestros días.

El siglo XX fue aún más prometedor, cuando se desencadenó una avalancha de experimentos científicos los cuales permitieron el aislamiento y descubrimiento oficial de las hormonas, además, fue cada vez más claro el funcionamiento de los órganos endocrinos y sus trastornos. Esto fue posible gracias a la invención y perfeccionamiento de técnicas de estudios bioquímicos y genéticos.

Sin embargo, no todo está resuelto en la medicina. Aún en pleno siglo XXI, los avances científicos sobre la endocrinología todavía se hacen sentir. El siglo XX nos trajo muchos avances médicos, pero nos dejó también muchas dudas que hoy día todavía se encuentran en investigaciones.

El presente de la Endocrinología

La Endocrinología es una de las áreas de la medicina con mayor desarrollo y avances en la actualidad; como especialidad médica terminó por establecerse en el XX, y hoy en día abarca gran cantidad de subespecialidades como metabolismo, endocrinología molecular, epigenética, y demás, que buscan actualizar esta ciencia y mejorar para hacer frente a los grandes retos que afronta la humanidad que son las condiciones crónicas no transmisibles, como el envejecimiento, la obesidad y la diabetes, entre otras.

La endocrinología de hoy trabaja para el desarrollo de campos de investigación multidisciplinar que se enfocan en el diagnostico oportuno y tratamiento efectivo ante estas patologías.

El futuro de la Endocrinología

Los avances en el campo de la ciencia y tecnología no se detienen, seguramente aun están por venir muchas actualizaciones y descubrimientos en el campo de la endocrinología.

Estas perspectivas futuras se visualizaran en diversas áreas de las ciencias. En el campo de la investigación, muchos de los esfuerzos actuales se dirigen a encontrar nuevas rutas para el tratamiento de enfermedades que se han convertido en epidemias para la población. La obesidad, la diabetes, las enfermedades cardiovasculares, y otras dolencias crónicas no transmisibles, tienen alta morbimortalidad y son grandes problemas para la salud pública.

En este contexto, el objetivo de la ciencia médica del presente y futuro es lograr prevenir estas enfermedades y rehabilitar a los pacientes, y para este propósito nuevas terapias están siendo probadas, por ejemplo, la terapia con células madre.

Las células madre son células con capacidad *pluripotencial*, es decir, que pueden diferenciarse a cualquier otro tipo de célula del cuerpo humano.

Las investigaciones apuntan a utilizar células madres para reemplazar tejidos afectados por enfermedades. Las aplicaciones de esta tecnología se están usando en diversas áreas, como cirugía plástica, cardiología, hematología y también en la endocrinología.

Por otro lado, los avances para el futuro de la endocrinología también se están abordando desde el campo de las políticas de salud. Por ejemplo, diversos países han adoptado políticas de salud integral públicas que contemplan la endocrinología como una subespecialidad médica que debe formar parte de los servicios de salud en la atención primaria, jugando un papel no solo de diagnóstico y tratamiento, más también preventivo para mejora de la salud de la comunidad.

Tal caso es el de Colombia, donde por medio de leyes en materia de salud, establece la actualización, la investigación y las evaluaciones tecnológicas y económicas en materia de salud y bienestar colectivo para prestar un servicio médico de calidad en la atención primaria. Este ejemplo es adoptado por otros países, como Brasil, donde se promueve la investigación clínica en diversas especialidades médicas para mejorar los servicios de atención.

Así vemos como la endocrinología viene dando saltos en el tiempo, en el pasado para describir y estudiar las enfermedades y sus tratamientos, en el presente para entender los mecanismos fisiopatológicos a nivel molecular y cómo mejorar la terapéutica, y también trabajando hacia el futuro, para lograr la prevención y rehabilitación ante las principales enfermedades endocrinas y mejorar la calidad de vida de la población.

Bibliografía

A continuación se presenta la bibliografía según el orden de los capítulos.

Capítulo 1. Glándula Pineal

1. López Muñoz F, Marín Díez JF, Álamo González C. El devenir histórico de la glándula pineal: I. De válvula espiritual a sede del alma. Revista de Neurología. 2010;50(01):50. Enlace

2. Shoja, Mohammadali & Hoepfner, Lauren &Agutter, Paul & Singh, Rajani & Tubbs, R. Shane. (2015). History of the pineal gland. Child's nervous system :ChNS : official journal of the International Society for Pediatric Neurosurgery. 32. 10.1007/s00381-015-2636-3. Enlace

3. Edward N. Zalta Lokhorst, Gert-Jan, et. al. "Descartes y la glándula pineal", The Stanford Encyclopedia of Philosophy. 2018. Enlace

4. Francisco López-Muñoz. Aproximación Cartesiana A La Etiopatogenia De La Melancolía: El Papel Modulador De La Glándula Pineal Sobre Las Pasiones Del Alma. Revista De Psicología Y Educación. Edupsykhé, 2010, Vol. 9, No. 2, 189-220.

Capítulo 2. Melatonina

1. Klein, David. (2016). The Pineal Gland and Melatonin. 10.1016/B978-0-323-18907-1.00019-6. Enlace

2. Francisco López-Muñoz. Aproximación Cartesiana A La Etiopatogenia De La Melancolía: El Papel Modulador De La Glándula Pineal Sobre Las Pasiones Del Alma. Revista De Psicología Y Educación. Edupsykhé, 2010, Vol. 9, No. 2, 189-220.

3. Anton-Tay, F., Diaz, J. y Fernández, A. (1971). On the Effect of Melatonin upon Human Brain. Its Possible Therapeutic Implications. LifeScience, 10, 841.

4. Lewy, Alfred &Wehr, TA & Goodwin, F & Newsome, DA & Markey, Sanford. (1981). Light suppresses melatonin secretion in humans. Science (New York, N.Y.). 210. 1267-9. 10.1126/science.7434030. Enlace

Capítulo 3. Hipotálamo

1. Morgane, P.J. (1979): Historical and modern concepts of hypothalamic organization and function. En: Handboock of the hypothalamus. Vol. 1. Anatomy of the hypothalamus. J.P. Morgane y J. Panksepp (eds.). Marcel Dekker, Inc., New York, Basel. pp. 1-64.

2. Adolfo Toledano Gasca. El hipotálamo: su complejidad morfofuncional y su capacidad para dirigir los sistemas reguladores del organismo.

3. Brooks CM. The history of thought concerning the hypothalamus and its functions. Brain Res Bull. junio de 1988;20(6):657-67. Enlace

4. Fulton, J.F. The hypothalamus and central levels of autonomic function. Association for Research in Nervous and Mental Disorders, 1940, New York. Enlace

Capítulo 4. Hormonas hipotalámicas

1. Dr. S. Dickerman. Neuroendocrinologia "El Eslabón Perdido", Rev. Medica Hondur. Vol. 49—1981. Enlace

2. G. M. Besser And C. H. Mortimer. Hypothalamic regulatory hormones: A review. J. clin. Path., 1974, 27, 173-184. Enlace

3. Andrew V. Schally - Biográfico. NobelPrize.org. Nobel Media AB 2019. Mié. 30 de octubre de 2019. Enlace

4. Kalsbeek, Andries & Fliers, Eric. (2013). Hypothalamus. 10.1007/978-1-4614-1997-6_47. Enlace

Capítulo 5. Síndromes Hipotalámicos

1. Kennedy GC. The hypothalamic control of food intake in rats. Proc R Soc. Lond. B. Biol. Sci. 1950;137:535-49.

2. Kennedy GC. The regulation of food intake. Adv. Psychosom Med 1972;7:91-9.

3. Miguel Zafra Anta, Amelia Muñoz Calonge, Juan Medino Muñoz. Epónimos en pediatría ¿Quiénes fueron Prader, Willi y Labhart? Canarias pediátrica, vol. 38, nº3, 2014. Enlace

4. Kallmannn FJ, Schönfeld WA, Barrera SE (1943–1944). "Los aspectos genéticos del eunuchoidismo primario". Am J MentDefic .48 : 203–236.

Capítulo 6. Neurohipófisis

1. Larkin S, Ansorge O. Development And Microscopic Anatomy Of The Pituitary Gland. En: Feingold KR, Anawalt B, Boyce A, Chrousos G, Dungan K, Grossman A, et al., editores. Endotext [Internet]. South Dartmouth (MA): MDText.com, Inc.; 2000. Enlace

2. Kaplan SA. The pituitary gland: a brief history. Pituitary. 2007;10(4):323-5. Enlace

3. Claudia Lorena Táquez-Castro, Juan Mirón-García, René Olalde-Carmona. Diabetes insípida central.Análisis de caso y algoritmo diagnóstico. Rev.Mex.Pediatr. 2016; 83(5); 163-168. Enlace

Capítulo 7. Oxitocina

1. Kara Rogers. Oxitocina. EncyclopædiaBritannica, inc. Enlace

2. Vincent du Vigneaud. Datos. NobelPrize.org. Nobel Media AB 2019. Enlace

3. StefaniFlorez Acevedo, Luis Fernando Cardenas Parra. Rol Modulador de la Oxitocina en laInteracción Social y el Estrés Social.UniversitasPsychologica. V. 15, No. 5, 2016. Enlace

López-Ramírez CE, Arámbula-Almanza J, Camarena-Pulido EE. Oxitocina, la hormona que todos y que pocos conocen. Ginecol. Obstet.Mex. 2014;82:472-482. Enlace

Capítulo 8. Diabetes insípida

1. Eknoyan, Garabed. A History of Diabetes Insipidus: Paving the Road to Internal Water Balance. American Journal of Kidney Diseases, Volume 56, Issue 6, 1175 – 1183. Enlace

2. Claudia Lorena Táquez-Castro, Juan Mirón-García, René Olalde-Carmona. Diabetes insípida central.Análisis de caso y algoritmo diagnóstico. Rev. Mex. Pediatr. 2016; 83(5); 163-168. Enlace

3. Giovanna Valenti, GraziaTamma. History of Diabetes Insipidus. G Ital Nefrol 2016; 33 (S66) – ISSN 1724-5590. Enlace

Capítulo 9. Síndrome de Secreción inadecuada de ADH

1. Schwartz WB, Bennett W, Curelop S, Bartter FC. A syndrome of renal sodium loss and hyponatremia probably resulting from inappropriate secretion of antidiuretic hormone. The American Journal of Medicine. octubre de 1957;23(4):529-42. Enlace

2. Ellison DH, Berl T. The Syndrome of Inappropriate Antidiuresis. New England Journal of Medicine. 17 de mayo de 2007;356(20):2064-72. Enlace

3. Bartter FC, Schwartz WB. The syndrome of inappropriate secretion of antidiuretic hormone. The American Journal of Medicine. mayo de 1967;42(5):790-806. Enlace

4. Aspectos actuales en el tratamiento del síndrome de secreción inadecuada de hormona antidiurética. Los antagonistas de los receptores de la vasopresina en el tratamiento de los trastornos del agua. Nefrología [Internet]. diciembre de 2011 [citado 1 de noviembre de 2019];(2). Enlace

Capítulo 10. Adenohipófisis

1. Alfredo Jácome Roca. Fisiología endocrina. Academia Nal. De Medicina, 2005.

2. Leoncio Francisco Gallego. Elementos de fisiología del hombre y de los principales vertebrados. Universidad Complutense de Madrid. Imp. de Lázaro Maroto.

3. Chun IKH, Ojumah N, Loukas M, Oskouian RJ, Tubbs RS. Martin Heinrich Rathke (1793–1860) and his pouch and cyst. Child'sNervousSystem. 1 de marzo de 2018;34(3):377-9. Enlace

Capítulo 11. Silla Turca

1. Tekiner, Halil& Acer, Niyazi&Kelestimur, Fahrettin. (2014). Sella turcica: ananatomical, endocrinological, and historicalperspective. Pituitary. 18. 10.1007/s11102-014-0609-2. Enlace

2. Costea C, Turliuc S, Cucu A, Dumitrescu G, Carauleanu A, Buzduga C, et al. The "polymorphous" history of a polymorphous skull bone: the sphenoid. AnatomicalScience International. enero de 2018;93(1):14-22. Enlace

Capítulo 12. Prolactina

1. Friesen HG. The discovery of human prolactin: a very personal account. ClinInvestMed. febrero de 1995;18(1):66-72. Enlace

2. Trott, JF, Vonderhaar, BK &Hovey, RC J Glándula mamaria Biol Neoplasia (2008) 13: 3. Enlace

3. AH Wass J. History of Prolactin Disorders. En: Tritos NA, Klibanski A, editores. ProlactinDisorders [Internet]. Cham: Springer International Publishing; 2019. Enlace

Grattan DR. 60 YEARS OF NEUROENDOCRINOLOGY: The hypothalamo-prolactin axis. J Endocrinol. agosto de 2015;226(2):T101-122. Enlace

Capítulo 13. Acromegalia y gigantismo

1. Galassi FM, Henneberg M, de Herder W, Rühli F, Habicht ME. Oldest case of gigantism? Assessment of the alleged remains of Sa-Nakht, king of ancient Egypt. TheLancet Diabetes &Endocrinology. agosto de 2017;5(8):580-1. Enlace

2. de Herder WW. The History of Acromegaly. Neuroendocrinology. 2016;103(1):7-17. Enlace

3. Mammis A, Eloy JA, Liu JK. Early descriptions of acromegaly and gigantism and their historical evolution as clinical entities. NeurosurgFocus. octubre de 2010;29(4):E1. Enlace

4. de Herder WW. Acromegaly and gigantism in the medical literature. Case descriptions in the era before and the early years after the initial publication of Pierre Marie (1886). Pituitary. 2009;12(3):236-44. Enlace

Capítulo 14. Síndrome de Sheehan

1. Krysiak R, Okopień B. [Sheehan's syndrome--a forgotten disease with 100 years' history]. Prz Lek. 2015;72(6):313-20. Enlace

2. Anton Sebastian. A Dictionary of the History of Medicine. Informa Healthcare, 1999.

3. Kucharz E, Jablońska D. Leon Konrad Gliński--his life and contribution to pathology of the pituitary gland. Mater Med Pol. junio de 1977;9(2):162-5.

Capítulo 15. Tumores y cirugía de hipófisis

1. Liu JK, Das K, Weiss MH, Laws ER, Couldwell WT. The history and evolution of transsphenoidal surgery. J Neurosurg. diciembre de 2001;95(6):1083-96. Enlace

2. Theodros D, Patel M, Ruzevick J, Lim M, Bettegowda C. Pituitary adenomas: historical perspective, surgical management and future directions. CNS Oncology. diciembre de 2015;4(6):411-29. Enlace

Krivoy O Saúl. Evolución del tratamiento neuroquirúrgico de la patología hipofisaria: Experiencia de 800 casos. GacMéd Caracas. [Internet]. 2010 Ene; 118(1): 42-52 Enlace

Capítulo 16. Aracnoidocele selar

1. De Divitiis E., Spaziante R., Stella L. (1981) Empty Sella and Benign Intrasellar Cysts. In: Krayenbühl H. et al. (eds) Advances and Technical Standards in Neurosurgery. Advances and Technical Standards in Neurosurgery, vol 8. Springer, Vienna Enlace

2. Miljic D, Pekic S, Popovic V. Empty Sella. En: Feingold KR, Anawalt B, Boyce A, Chrousos G, Dungan K, Grossman A, et al., editores. Endotext [Internet]. South Dartmouth (MA). 2000. Enlace

3. Paz-Ibarra, J.L.; Álvarez-Simonetti, L., et. al. Manejo quirúrgico del síndrome de silla turca vacía primaria con compromiso visual campimétrico y sinevidencia radiológica de herniación del sistema visual. Anales de la Facultad de Medicina, vol. 73, núm.3. 2012, pp. 251-255. Enlace

Capítulo 17. Hipopituitarismo

1. Magalini IM, Magalini SC: Simmonds, en Dictionary of Medical Syndromes. 3ra ed. Nueva York, Lippincott, 1990, p 816. Enlace
2. Simmonds "Überhypophysisschwundmittodlichemausgang". Dtsch Med Wschr .40 (1914). (7): 322–323.
3. Stieg MR, Renner U, Stalla GK, Kopczak A. Advances in understanding hypopituitarism. F1000Res. 2017;6:178. Enlace

Capítulo 18. Glándulas Suprarrenales

1. Los editores de la Enciclopedia Británica. Charles-Édouard Brown-Séquard. Encyclopædia Britannica, inc.04 de abril de 2019. Enlace
2. Miller WL. A brief history of adrenal research: steroidogenesis - the soul of the adrenal. Mol Cell Endocrinol. 22 de mayo de 2013;371(1-2):5-14.Enlace

Capítulo 19. Hiperplasia Adrenal Congénita

1. Mancenido D, New MI. The History of Prenatal Diagnosis of Congenital Adrenal Hyperplasia. En: GeneticSteroidDisorders [Internet]. Elsevier; 2014. Enlace
2. Luisa DellePiane, Paolo F. Rinaudo, Walter L. Miller, 150 años de hiperplasia suprarrenal congénita: traducción y comentario del artículo clásico de DeCrecchio

de 1865, Endocrinología, volumen 156, número 4, 1 de abril de 2015, páginas 1210–1217 Enlace

3. Huynh T, McGown I, Cowley D, Nyunt O, Leong GM, Harris M, et al. The clinical and biochemical spectrum of congenital adrenal hyperplasia secondary to 21-hydroxylase deficiency. ClinBiochem Rev. mayo de 2009;30(2):75-86. Enlace

Capítulo 20. Síndrome de Cushing

1. Lindholm J. Cushing's syndrome: historical aspects. Pituitary. octubre de 2000;3(2):97-104. Enlace

2. Los editores de la Enciclopedia Británica. Síndrome de Cushing. EncyclopædiaBritannica, inc.03 de octubre de 2019.

3. V. C. Medvei. The history of Cushing's disease: a controversial tale. Journal of the Royal Society of Medicine Volume 84 June 1991. Enlace

4. Lanzino G, Maartens NF, Laws ER. Cushing's Case XLV: Minnie G. Journal of Neurosurgery. julio de 2002;97(1):231-4. Enlace

Capítulo 21. Enfermedad de Addison

1. Bishop PMF. The history of the discovery of Addison's disease. Proc R SocMed. enero de 1950;43(1):35-42. Enlace

2. Leelarathna L, Powrie JK, Carroll PV. Thomas Addison's disease after 154 years: modern diagnostic perspectives on an old condition. QJM. 1 de agosto de 2009;102(8):569-73. Enlace

3. Sterpellone, L. (2013). Enfermedad de JF Kennedy Addison. Giornale Di TecnicheNefrologiche e Dialitiche, 25 (1), 64–67. Enlace

4. Jadreškić, Daria. (2016). Some social aspects of discovery, synthesis and production of cortisone in the 1930s-1950s. AMHA - Acta Medico-HistoricaAdriatica. 14. 333-346. Enlace

Capítulo 22. Hiperaldosteronismo primario

1. Ferri C, Grassi D. The history of primary hyperaldosteronism with simultaneous hypercortisolism: Journal of Hypertension. febrero de 2012;30(2):432-3. Enlace

2. Li Z., Kong C., Yang C., Wang Y. Una breve historia de diagnóstico de la enfermedad y el tratamiento de hiperaldosteronismo primario. ChineseJournal of Medical History, 2004, 34 (02) :. 83-88 Enlace

3. Mathur, A., Kemp, C. D., Dutta, U., Baid, **et al.** Consequences of adrenal venous sampling in primary hyperaldosteronism and predictors of unilateral adrenal disease. Journal of the American College of Surgeons, **211(3), 384–390, 2010.** Enlace

Capítulo 23. Feocromocitoma

1. Bausch B, Tischler AS, Schmid KW, Leijon H, Eng C, Neumann HPH. Max Schottelius: Pioneer in Pheochromocytoma. J Endocr Soc. 1 de julio de 2017;1(7):957-64. Enlace

2. Manger WM. An overview of pheochromocytoma: history, current concepts, vagaries, and diagnostic challenges. Ann N Y Acad Sci. agosto de 2006;1073:1-20. Enlace

3. Alejandro Román-Gonzáléz, Carlos Alfonso Builes-Barrera. El Primer Caso De Feocromocitoma. Revista Colombiana de Endocrinología, Diabetes y Metabolismo

identificada con ISSN-L 2389-9786. Vol. 3 Núm. 2 (2016): Revista ACE Vol.3 No.2. Enlace

Capítulo 24. Síndrome Carcinoide

1. Pinchot SN, Holen K, Sippel RS, Chen H. Carcinoid tumors. Oncologist. diciembre de 2008;13(12):1255-69. Enlace

2. Tsoucalas G, Karamanou M, Androutsos G. The eminent German pathologist Siegfried Oberndorfer (1876-1944) and his landmark work on carcinoid tumors. Ann Gastroenterol. 2011;24(2):98-100. Enlace

Capítulo 25. Tumores neuroendocrinos

1. Herder WW, Rehfeld JF, Kidd M, Modlin IM. A short history of neuroendocrine tumours and their peptide hormones. BestPractice&ResearchClinicalEndocrinology&Metabolism . enero de 2016;30(1):3-17. Enlace

2. Marincola P., Liu EH (2015) Historia de los tumores neuroendocrinos. En: Yalcin S., Öberg K. (eds) Tumoresneuroendocrinos. Springer, Berlín, Heidelberg. Enlace

3. Rosai, J. El origen de los tumores neuroendocrinos y la saga de la cresta neural. Mod Pathol 24, S53 – S57 (2011). Enlace

4. Rehfeld, Jens &Federspiel, Birgitte&Bardram, Linda. (2013). A Neuroendocrine Tumor Syndrome from Cholecystokinin Secretion. The New England journal of medicine. 368. 1165-6. 10.1056/NEJMc1215137. Enlace

Capítulo 26. Glándula Tiroides

1. Francisco Pizarro I. Tiroides y bocio: evolución histórica y sus grandes personajes… desault, kocher.

Revista Médica Clínica Las Condes. septiembre de 2013;24(5):882-5. Enlace

2. Fragu P. [The history of science with regard to the thyroid gland (1800-1960)]. Ann Endocrinol (Paris). marzo de 1999;60(1):10-22. Enlace

Capítulo 27. Bocio

1. Niazi AK, Kalra S, Irfan A, Islam A. Thyroidology over the ages. Indian J Endocrinol Metab. julio de 2011;15(Suppl 2):S121-126. Enlace

2. Francisco Pizarro I. Tiroides y bocio: evolución histórica y sus grandes personajes... desault, kocher. Revista Médica Clínica Las Condes. septiembre de 2013;24(5):882-5. Enlace

Capítulo 28. Cáncer de la glándula tiroides

1. Leoutsakos V. Una breve historia de la glándula tiroides. Hormonas 2004; 3 : 268–71. Enlace

2. Niazi, AK, Kalra, S., Irfan, A. e Islam, A. (2011). Tiroidología a lo largo de los siglos. Revista india de endocrinología y metabolismo, 15 (Supl. 2), S121 – S126. Enlace

3. American Thyroid Association. Thyroid History Timeline. (Internet). Enlace

Capítulo 29. Hipotiroidismo

1. McAninch, EA y Bianco, AC (2016). La historia y el futuro del tratamiento del hipotiroidismo. Anales de medicina interna, 164 (1), 50–56. Enlace

2. Lindholm, J. y Laurberg, P. (2011). Hipotiroidismo y sustitución tiroidea: aspectos históricos. Revista de investigación de la tiroides, 2011, 809341. Enlace

3. Niazi, AK, Kalra, S., Irfan, A. e Islam, A. (2011). Tiroidología a lo largo de los siglos. Revista india de endocrinología y metabolismo 15 (Supl. 2), S121 – S126. Enlace

Capítulo 30. Tiroiditis crónica de Hashimoto

1. Hiromatsu Y, Satoh H, Amino N. Hashimoto's Thyroiditis: History and Future Outlook. Hormones. enero de 2013;12(1):12-8. Enlace
2. Niazi, A. K., Kalra, S., Irfan, A., & Islam, A. (2011). Thyroidology over the ages. Indian journal of endocrinology and metabolism, 15(Suppl 2), S121–S126. doi:10.4103/2230-8210.83347

Capítulo 31. Enfermedad de Graves Basedow

1. Volpé R., Sawin C. (2000) Enfermedad de Graves: una perspectiva histórica. En: Rapoport B., McLachlan SM (eds) Graves 'Disease. Actualizaciones endocrinas, vol 6. Springer, Boston, MA Enlace
2. American Thyroid Association. Thyroid History Timeline. (Internet). Enlace

Capítulo 32. Glándulas paratiroideas

1. Kalra, S., Baruah, MP, Sahay, R. y Sawhney, K. La historia de la endocrinología paratiroidea. Revista india de endocrinología y metabolismo, 2013, 17 (2), 320–322. Enlace
2. Eknoyan G. A history of the parathyroid glands. Am J Kidney Dis. Noviembre de 1995;26(5):801-7. Enlace

Capítulo 33. Raquitismo

1. Iglesias Gamarra, Antonio & Restrepo, Jose. (2005). Historia de los mecanismos fisiológicos y bioquímicos de la vitamina D. Enlace

2. Martins e Silva J. [Brief history of rickets and of the discovery of vitamin D]. ActaReumatol Port. septiembre de 2007;32(3):205-29. Enlace

3. Rajakumar K. Vitamin D, Cod-Liver Oil, Sunlight, and Rickets: A Historical Perspective. Pediatrics. 1 de agosto de 2003;112(2):e132. Enlace

Capítulo 34. Osteoporosis

1. Stride, Peter & Patel, N & Kingston, D. (2013). The history of osteoporosis: Why do Egyptian mummies have porotic bones?. The journal of the Royal College of Physicians of Edinburgh. 43. 254-261. 10.4997/JRCPE.2013.314. Enlace

2. Philip M. Parker. Santana: Webster's Timeline History, 1550 - 2007 Paperback – June 3, 2008.

Albright F, Smith P, Richardson A. Postmenopausal osteoporosis, its clinical features. JAMA 1941; 116:2465–74.

Capítulo 35. Nefrolitiasis

1. Tefekli, A. y Cezayirli, F. La historia de los cálculos urinarios: en paralelo con la civilización. TheScientificWorldJournal, 2013 , 423964. doi: 10.1155 / 2013/423964. Enlace

2. Miguel Arrabal MartÌn. Aspectos históricos, epidemiológicos y terapéuticosde la litiasis urinaria. Archivos españoles de urología.

Capítulo 36. Ovarios

1. Thiery M. Vesalius and the anatomy of the female genital tract. Verh. K. Acad.Geneeskd. Belg. 1993;55(6):609-82. Enlace

2. Carlos Fernández del Castillo S. Aparato genital femenino según Vesalio (segunda parte). GinecolObstetMex 2008;76(12):749-54. Enlace

3. Alex Lopata. History of the Egg in Embryology. J. Mamm. Ova Res. Vol. 26, 2ñ9, 2009. Enlace

Capítulo 37. Síndrome de Turner

1. Paul Saenger MD., Carolyn A. Bondy MD.CHAPTER 16 - Turner syndrome. Pediatric Endocrinology (fourth edition)2014, Pages 664-696.e1. Enlace

Capítulo 38. Pubertad precoz y demorada

1. Selma Feldman Witchel, Disorders of Puberty: Take a Good History !, The Journal of Clinical Endocrinology & Metabolism , Volumen 101, Número 7, 1 de julio de 2016, páginas 2643–2646.E Enlace

2. J. Lindholm and P. Laurberg. Hypothyroidism and Thyroid Substitution: Historical Aspects. ournal of Thyroid Research. Volume 2011, Article ID 809341, 10 pages. Enlace

3. Carla Fedor. Klinefelter Syndrome. UNM School of Medicine.

Capítulo 39. Amenorreas

1. Asherman jg. Traumatic intra-uterine adhesions. Bjog: An International Journal of Obstetrics and Gynaecology. diciembre de 1950;57(6):892-6. Enlace

2. History of discovery of polycystic ovary syndrome. Adv Clin Exp Med. junio de 2017;26(3):555-8. Enlace

3. Hrazdirová L, Kužel D, Žižka Z. [Asherman's syndrome I--history, prevalence, histopathology, classification, ethiology, symtomatology and investigations]. Ceska Gynekol. diciembre de 2010;75(6):492-8. Enlace

Capítulo 40. Endometriosis

1. Benagiano G, Brosens I, Lippi D. The history of endometriosis. GynecolObstet Invest. 2014;78(1):1-9. Enlace

2. Brosens I, Benagiano G. History of Endometriosis: A 20th-Century Disease. En: Giudice LC, Evers JLH, Healy DL, editores. Endometriosis [Internet]. Oxford, UK: Wiley-Blackwell; 2012. Enlace

3. G. Benagiano, I. Brosens, REVISIÓN: La historia de la endometriosis: identificación de la enfermedad, Reproducción humana, Volumen 6, Número 7, agosto de 1991, páginas 963–968. Enlace

4. Gilder SS. Carl von Rokitansky, 1804-1878. Can Med Assoc J. julio de 1954;71(1):70-2. Enlace

Capítulo 41. Síndrome de Ovarios Poliquísticos

1. Farquhar, Cindy. Introduction and history of polycystic ovary syndrome. Polycystic Ovary Syndrome, Second Edition. 2007, 4-24. 10.1017/CBO9780511545191.002. Enlace

2. History of discovery of polycystic ovary syndrome. Adv Clin Exp Med. junio de 2017;26(3):555-8. Enlace

3. W. P. Plate, M.D. The Pathologic Anatomy of the Stein-LeventhalSyndrome. Vol. 9, No.6, 1958.

4. Alfredo Jácome Roca, MD, FACP. Stein, Leventhal y el síndrome de ovarios poliquístico. Revista Colombiana

de Endocrinología, Diabetes y Metabolismo. Volumen 5, número 4, noviembre de 2018.

Capítulo 42. Anticonceptivos hormonales

1. Dhont M. History of oral contraception. Eur J ContraceptReprod Health Care. diciembre de 2010;15 Suppl 2:S12-18.
2. Pletzer BA, Kerschbaum HH. 50 years of hormonal contraception-time to find out, what it does to our brain. Front Neurosci. 2014;8:256. Enlace

Capítulo 43. Menopausia

1. Singh A, Kaur S, Walia I. A historical perspective on menopause and menopausal age. Bull Indian Inst Hist Med Hyderabad. diciembre de 2002;32(2):121-35. Enlace
2. Miguel Lugones Botell, Marieta Ramírez Bermúdez.Apuntes históricos sobre el climaterio y la menopausia. ScientificElectronic Library Online.
3. Pollycove R, Naftolin F, Simon JA. The evolutionary origin and significance of menopause. Menopause. marzo de 2011;18(3):336-42. Enlace

Capítulo 44. Testículos

1. De Felici, Massimo & Dolci, Susanna. (2013). From testis to teratomas: A brief history of male germ cells in mammals. The International journal of developmental biology. 57. 115-121. 10.1387/ijdb.130069md. Enlace
2. Paula Findlen, Rebecca Bence. Una historia de la genitalia masculina y femenina. Stanford University, Early Science Lab.

Capitulo 45. Disfunciones Sexuales

1. Gurtner, K., Saltzman, A., Hebert, K. y Laborde, E. (2017). Disfunción eréctil: una revisión de tratamientos históricos con un enfoque en el desarrollo de la prótesis inflable del pene. Revista estadounidense de salud masculina, 11 (3), 479–486. doi: 10.1177 / 1557988315596566 Enlace

2. Angel K. (2010). La historia de la "disfunción sexual femenina" como un trastorno mental en el siglo XX. Opinión actual en psiquiatría, 23 (6), 536–541. doi: 10.1097 / YCO.0b013e32833db7a1 Enlace

Capítulo 46. Infertilidad

1. Donald Robert Johnston, M.D., C.M. The History Of Human Infertility. Presidential Address (Canadian Society). Fertility & Sterility.

2. Simmons, A. Human infertility. New England]. Med., 1956.Dr ELA da Motta Dr P Serafini. The treatment of infertility and its historical context. Reproductive BioMedicine Online; Vol 5. No 1. 65–77. Enlace

Capítulo 47. Transexualidad

1. Wylie C. Hembree, Peggy Cohen-Kettenis, Henriette A. Delemarre-van de Waal, Louis J. Gooren, Walter J. Meyer, Norman P. Spack, VinTangpricha, Victor M. Montori, Tratamiento endocrino de personas transexuales: un endocrino Directriz de práctica clínica de la Sociedad, TheJournal of ClinicalEndocrinology&Metabolism , Volumen 94, Número 9, 1 de septiembre de 2009, páginas 3132–3154. Enlace

2. Koh J. [The history of the concept of gender identity disorder]. SeishinShinkeigakuZasshi. 2012;114(6):673-80. Enlace

Capítulo 48. Síndrome de Noonan

1. Miller BS. La historia del síndrome de Noonan.Pediatr Endocrinol Rev.2019 mayo; 16 (Supl 2): 424-427. doi: 10.17458 / per.vol16.2019.m.historynoonan. Enlace

2. Noonan JA. Noonan syndrome a historical perspective. Heart Views 2002;3:13. Enlace

Capítulo 49. Síndrome de Kallmann

1. Ribeiro Rogério Silicani, Abucham Julio. Síndrome de Kallmann: uma revisão histórica, clínica e molecular. Arq Bras Endocrinol Metab [Internet]. 2008 Fev; 52(1): 8-17. Enlace

2. Rego Costa, Francisco &Fernandes, Teresa &Rios, Elisabete & Viamonte, Bárbara. (2014). Kallmann syndrome. 10.1594/EURORAD/CASE.11577. Enlace

Capítulo 50. Síndrome de Klinefelter

1. Klinefelter HF. Klinefelter's syndrome: historical background and development. South Med J. septiembre de 1986;79(9):1089-93. Enlace

2. Jacobs, P., Strong, J. A Case Of Human Intersexuality Having A Possible Xxy Sex-Determining Mechanism. Nature 183, 302–303 (1959) Doi:10.1038/183302a0 Enlace

3. Ferguson-Smith MA. Klinefelter Syndrome. En: Encyclopedia of Genetics [Internet]. Elsevier; 2001 [citado 26 de noviembre de 2019]. p. 1065-6.

Capítulo 51. Andropausia

1. Balasubramanian J, Vijayakumar N, Dhanalakishmi R, et al. DHEA: The remedy for andropause. Indian J Med Healthcare. 2012;1(2).

2. Morley JE, Perry HM 3rd. Andropause: an old concept in new clothing.ClinGeriatr Med. 2003;19(3):507-28.

3. Singh P. (2013). Andropausia: conceptos actuales. Revista india de endocrinología y metabolismo, 17 (Supl 3), S621 – S629. Enlace

Capítulo 52. Enfermedad Celíaca

1. Losowsky Ms. A History Of Coeliac Disease. DigDis. 2008;26(2):112-20. Enlace

2. Dr. Stefano Guandalini, M.D. A Brief History Of Celiac Disease. A Publication Of The University Of Chicago Celiac Disease Center. Summer 2007 | Vol 7 Issue 3. Enlace

Capítulo 53. Anorexia Nerviosa y Bulimia

1. Dell'Osso, L., Abelli, M., Carpita, B., Pini, S., Castellini, G., Carmassi, C. y Ricca, V. Evolución histórica del concepto de anorexia nerviosa y relaciones con ortorexia nerviosa, autismo y espectro obsesivo compulsivo. Enfermedad neuropsiquiátrica y tratamiento. 2016.12, 1651-1660. doi: 10.2147 / NDT.S108912. Enlace

2. Marcas, Andrea. 2019. "La evolución de nuestra comprensión y tratamiento de los trastornos alimentarios en los últimos 50 años". Journal of Clinical Psychology 75 (8): 1380–91.

Capítulo 54. Sarcopenia

1. Santilli, V., Bernetti, A., Mangone, M. y Paoloni, M. Definición clínica de sarcopenia. Casos clínicos en el metabolismo mineral y óseo: la revista oficial de la Sociedad Italiana de Osteoporosis, Metabolismo Mineral y

Enfermedades Esqueléticas, (2014). 11 (3), 177–180. Enlace

2. Von Haehling, S., Morley, JE y Anker, SD (2010). Una visión general de la sarcopenia: datos y cifras sobre prevalencia e impacto clínico. Revista de caquexia, sarcopenia y músculo, 1 (2), 129-133. doi: 10.1007 / s13539-010-0014-2 Enlace

Capítulo 55. Dislipidemias

1. Goldstein, JL y Brown, MS (2015). Un siglo de colesterol y coronarias: desde placas hasta genes y estatinas. Cell , 161 (1), 161-172. doi: 10.1016 / j.cell.2015.01.036

2. McNamara JR, Warnick GR, Cooper GR. Una breve historia de las mediciones de lípidos y lipoproteínas y su contribución a la química clínica.ClinChim Acta. 23 de julio de 2006; 369 (2): 158-67. Epub 2006 24 de marzo. Enlace

Capítulo 56. Síndrome Metabólico

1. Sarafidis PA, Nilsson PM. The metabolic syndrome: a glance at its history. J Hypertens. abril de 2006;24(4):621-6. Enlace

2. Oda E. Historical perspectives of the metabolic syndrome. Clin Dermatol. febrero de 2018;36(1):3-8. Enlace

Capítulo 57. Esteatosis hepática

1. Rabinowitch I. M. (1948). Relationship between impairment of liver function and premature development of arteriosclerosis in diabetes mellitus. Canadian Medical Association journal, 58(6), 547–556.

2. Ludwig J, Viggiano TR, McGill DB, Oh BJ. Nonalcoholic steatohepatitis: Mayo Clinic experiences with a hitherto unnamed disease. Mayo Clin Proc. julio de 1980;55(7):434-8.

Capítulo 58. Tejido adiposo como órgano endocrino

1. Erin E. Kershaw, Jeffrey S. Flier, El tejido adiposo como órgano endocrino, TheJournal of ClinicalEndocrinology&Metabolism, Volumen 89, Número 6, 1 de junio de 2004, páginas 2548–2556. Enlace

2. García-Torres D, Castellanos-González M, Cedeño-Morales R, Benet-Rodríguez M, Ramírez-Arteaga I. Tejidoadiposo como glándula endocrina. Implicaciones fisiopatológicas.. Revista Finlay [revista en Internet]. 2011. Enlace

3. Julio César Sánchez, César Ramón Romero et al. El adipocito en el laboratorio: historia,perspectivas y reporte de experiencia. Rev CES Med 2015;29(2): 271-282. Enlace

Capítulo 59. Obesidad

1. Eknoyan, Garabed. Una historia de obesidad, o cómo lo que era bueno se volvió feo y luego malo. Avances en la enfermedad renal crónica, Volumen 13, Número 4, 421 – 427. Enlace

2. George A Bray, William E Heisel, et. Al. The Science of Obesity Management: An Endocrine Society Scientific Statement, Endocrine Reviews, Volume 39, Issue 2, April 2018, Pages 79–132. Enlace

Capítulo 60. Leptina y Adiponeptinas

1. Scherer PE, Williams S, Fogliano M, Baldini G, Lodish HF. A novel serum protein similar to C1q, produced

exclusively in adipocytes. J BiolChem. 10 de noviembre de 1995;270(45):26746-9. Enlace

2. Leticia Manuel, Arturo Zárate. La leptina, hormona del adipocito, regula el apetito y el consumo de energía.Papel en la obesidad y dismetabolismo. Acta Médica Grupo Ángeles. Volumen 10, No. 3, julio-septiembre 2012 Enlace

3. Friedman JM (2009). Leptina a los 14 años: una historia en curso. The American Journal of Clinical Nutrition , 89 (3), 973S – 979S. doi: 10.3945 / ajcn.2008.26788B Enlace

Capítulo 61. Hiperuricemia y gota

1. MacKenzie, CR Curr Treat Options in Rheum (2015) 1: 119. https://doi.org/10.1007/s40674-015-0012-9. Enlace

Nuki G, Simkin PA. A concise history of gout and hyperuricemia and their treatment. Arthritis Res Ther. 2006;8Suppl 1(Suppl 1):S1. doi: 10.1186/ar1906. Epub 2006 Apr 12. PMID: 16820040; PMCID: PMC3226106. Enlace

Capítulo 62. Páncreas endocrino

1. Ceranowicz P, Cieszkowski J, Warzecha Z, Kuśnierz-Cabala B, Dembiński A. Los comienzos de la pancreatología como campo de la medicina experimental y clínica. Biomed Res Int. 2015; 2015: 128095. doi: 10.1155 / 2015/128095 Enlace

Capítulo 63. Insulinoma

1. Nicholls AG. Simple Adenoma of the Pancreas arising from an Island of langerhans. J Med Res. 1902;8(2):385–395.

2. Stamatakos M, Safioleas C, Tsaknaki S, Safioleas P, Iannescu R, Safioleas M. Insulinoma: a rare neuroendocrine pancreatic tumor. Chirurgia (Bucur). diciembre de 2009;104(6):669-73. Enlace

3. Pablo Medina-Zamora y Jorge Omar Lucio-Figueroa. Insulinoma: revisión actual de manejo y tratamiento. Revista Médica MD. 2016 7(2):83-90pp. Enlace

Capítulo 64. Diabetes Mellitus

1. Lakhtakia R. La historia de la diabetes mellitus. Sultan QaboosUniv Med J . 2013; 13 (3): 368–370. doi: 10.12816 / 0003257. Enlace

2. Ahmed AM. History of diabetes mellitus. SaudiMed J. abril de 2002;23(4):373-8. Enlace

Capítulo 65. Diabetes tipo MODY

1. Khalid Siddiqui, Mohthash Musambil, Nyla Nazir. Maturity onset diabetes of the young(MODY) History, First case report sand recent advances. Gene 555 (2015) 66 -71. Enlace

Capítulo 66. Diabetes tipo LADA

1. Gian Franco Bottazzo, Alejo Florin-Christensen, Deborah Doniach, Islet-Cell Antibodies In Diabetes Mellitus With Autoimmune Polyendocrine Deficiencies- Volume 304, Issue 7892, P1279-1283, November 30, 1974. Enlace

2. Tiinamaija Tuomi ,Leif C Groop ,Paul Z Zimmet, et al. Los anticuerpos contra la descarboxilasa del ácido

glutámico revelan diabetes mellitus autoinmune latente en adultos con un inicio de enfermedad no dependiente de insulina.Diabetes 1993 febrero; 42 (2): 359 - 362. Enlace

Capítulo 67. Insulinas

1. Quianzon CC, Cheikh I. Historia de insulina. J Community Hosp Intern Med Perspect .2012; 2 (2): 10.3402 / jchimp.v2i2.18701. Publicado el 16 de julio de 2012 doi: 10.3402 / jchimp.v2i2.18701. Enlace

El autor

Dr. Mario Vega Carbó
Endocrinólogo

* Medico cubano graduado en 1994.
* Especialista en Endocrinología y Medicina Familiar.
* Máster en Longevidad y Ultrasonografía.
* Profesor de Fisiopatología Médica.
* Amante de hacer el bien, la familia y la naturaleza.

Redes sociales:

 drvegaendocrino.com

 Dr. Mario Vega - Tu Endocrino Online

 @drvegaendocrino

 @drmariovegaendocrinologo

Otros libros del autor

1. Un enfoque a la Endocrinología Natural
2. Alertas Endocrinas: Salvando vidas
3. ABC del Endocrinólogo, para el no especialista
4. Recetas de cocina de tu Endocrino
5. Donde reina hormona...cuentos breves
6. Mitos de los alimentos, visión del Endocrinólogo
7. S.O.S Tóxicos hormonales, verdades al desnudo
8. Vitamina D: ¿Una hormona omnipresente?
9. Hormonas, ejercicios y cuerpo fitness
10. Obesidad, Diabetes, Tiroides y S.O.P

¡Disponibles en 10 idiomas!

Sinopsis

El siguiente libro, contiene la historia de los principales trastornos endocrinos. Descubrirás los primitivos comienzos de muchas patologías endocrinas y los disparatados tratamientos utilizados de manera regular en la antigüedad.

Página tras página, te guiaré en un viaje a través de las eras humanas descubriendo los más ilustres médicos de la historia que revelaron los misterios de la medicina endocrina y sus tratamientos. Además conocerás datos curiosos sobre las enfermedades más comunes de nuestros días.

La ciencia médica, ha sido por muchos siglos un experimento de ensayo y error y una cosa es segura, tras conocer las fascinantes anécdotas de la medicina endocrina, este libro te hará agradecer haber nacido en este tiempo.

Anímate a conocer sobre "Hormonas, glándulas y enfermedades endocrinas. Su Historia", de la pluma del **Dr. Mario Vega Carbó**.

www.ingramcontent.com/pod-product-compliance
Lightning Source LLC
Chambersburg PA
CBHW030628220526
45463CB00004B/1454